La recherche médicale française

Éthique et pratique médicale
fondée par Richard Moreau
Collection dirigée par Roger Teyssou

La collection « Éthique et pratique médicale » est une tribune qui permet à tous les acteurs du monde de la santé, professionnels, enseignants, administrateurs, économistes et patients d'exposer leurs opinions, de décrire leur expérience et de proposer des solutions aux problèmes posés par une profession en pleine mutation, et ce en toute indépendance et en conformité avec la déontologie et les bonnes pratiques médicales.

Dernières parutions

Jacques MORNAT, *Choix et médecine*, 2021.
Philippe VIARD, *On n'est jamais assez vieux pour faire un mort, Repenser les soins pour les personnes dans les services de longue durée*, 2021.
Justine DIEHL, *Vaccins, Entre méfiance et adhésion*, 2021.
Jean-Yves DE LA CAFFINIERE, *50 ans de pratique chirurgicale. Pensées parallèles,* 2021.
David LERICHE, *Equilibre et motricité chez les personnes âgées, la liaison œil-pied*, 2020.
Bernard JURTH, *Vivre mieux à tout âge grâce à l'ostéopathie, Suivi de Journal d'un voyage aux sources de l'ostéopathie*, 2020.
Claire GRAND, *Les maladies expliquées aux enfants. Microbes et compagnie,* 2020.
Khadija Chahraoui & Antoine Bioy, *Corps et Traumatismes Théories et sens de la maladie*, 2018.
Jean-Yves DE LA CAFFINIERE, *La prise de décision médicale, Un art ou une science ?*, *Essai*, 2019.
Élodie PETITJEAN et Olivier PETITJEAN (dir.), *Histoire de la relation médecin-malade. Analyse autour des concepts d'information, de consentement et d'autonomie du patient*, 2018.
Philippe LIVERNEAUX, *Live Surgery. Alerte sur une pratique médicale dangereuse*, 2018.
Dr Jean-Marc ISRAËL, *L'information du patient en médecine nucléaire. Dire et comprendre*, 2018.

François MATH

LA RECHERCHE MEDICALE FRANÇAISE

Hier on la trouvait,
aujourd'hui on la cherche

L'Harmattan

5-7, rue de l'École-Polytechnique ; 75005 Paris

http://www.editions-harmattan.fr

ISBN : 978-2-343-23134-1

EAN : 9782343231341

Dédicace

Je dédie ce livre
À mon épouse,
Qui a supporté son chercheur de mari pendant tant d'années
Sans finalement beaucoup rechigner.
À mes enfants, qui sont quelques fois venus au labo
Voir mes recherches sur le développement du cerveau
Qui m'ont tellement absorbé
Que je ne les ai pas vus se développer.
À mes maîtres respectés,
Tous aujourd'hui décédés.

Illustrations :

Toutes les illustrations humoristiques sont de l'auteur.

Elles peuvent toutes être reproduites à la demande sur des tablettes en pierre de taille ou sur des panneaux de bois façon triptyque. Elles sont à vendre au plus offrant pour améliorer ma retraite.

La photo de couverture montre une chercheuse qui cherche à l'aide de son microscope ce qu'il y a sur une lame. C'est un exemple de « tête chercheuse » dont l'activité a conduit à trouver des éléments utiles dans les soins contre le corona virus, mais que certains responsables politiques ou scientifiques n'ont pas jugé utile d'exploiter plus avant.

Alors l'auteur a voulu un peu d'humour sur un sujet aussi sérieux qui fait débat en ce début lugubre de 2021, parce que quelqu'un a dit « il n'y a que les gens pas sérieux qui ne rient jamais » (Alphonse Allais). C'est aussi parce que depuis début 2020 j'entends des chers collègues, chercheurs en virologie ou en infectiologie, interviewés par les médias pour qu'ils disent enfin quelle découverte fabuleuse, vaccin ou médicament, ils ont trouvée pour éradiquer ce satané virus qui colle aux poumons et qui n'en décolle plus une fois qu'il y est. Certes ! Aucun ne nous a donné une recette miracle !!! Alors la recherche médicale, celle que j'ai pratiquée pendant 40 ans, qu'est-elle devenue ?? Des chercheurs qui cherchent, on trouve, mais des chercheurs qui trouvent, aujourd'hui, on cherche !

Dans la recherche de haut niveau, il y a des phases d'intenses activités intellectuelles où personne n'a envie de rire. Mais quand tout va, quand les résultats tombent et s'avèrent intéressants, là, nous nous relâchons. Alors, souhaitons que nos chercheurs trouvent enfin de quoi éradiquer ce virus dont la dissémination aura causé plus de 3 000 000 de morts dans le monde.

PRÉAMBULE : DES RÉFLEXIONS EN VRAC.

Le danger qui menace le chercheur aujourd'hui serait de conclure qu'il n'y a plus rien à découvrir. Pierre JOLIOT (La recherche passionnément)

Pourquoi avoir écrit ce recueil de réflexions, parfois pas très sérieuses, sur la recherche scientifique et médicale ? Beaucoup de raisons m'ont incité à jeter sur le papier mes réflexions.

Le travail d'enseignant-chercheur-clinicien que j'ai pratiqué avec passion pendant plus de quarante années a impliqué que je passe plus de la moitié de mon temps devant une paillasse de carrelage tout blanc couverte d'appareils d'analyse divers. L'autre moitié de mon temps était consacrée à l'administration du service, à maintenir les chercheurs qui étaient sous ma responsabilité sous la pression juste nécessaire pour qu'ils se sentent intéressés et motivés par les recherches qu'ils mènent et la troisième moitié du temps se passe à scruter ce qui sort dans mon domaine, qui est aussi en train de travailler sur le sujet et où, et quelles sont les publications qui sortent sur le sujet.

Cela ne stimule pas l'imagination si on ne met rien sur la paillasse. Je crois à cette vérité : un cerveau qui réfléchit intensément et invente des technologies ne peut le faire que devant une paillasse encombrée. Que peut-on attendre devant une paillasse vide ?

C'est-à-dire que pour garnir la paillasse toute blanche comme le fond d'une assiette, il faut des idées innovantes et obtenir des moyens financiers en persuadant des généreux donneurs d'argent d'aider à acheter de l'équipement permettant de concrétiser des techniques innovantes ou de réaliser les molécules qui seront utiles pour soigner des malades.

Donc, de la même façon que c'est plutôt ce qui garnit l'assiette qui met en appétit, c'est ce qui couvre la paillasse qui présente de l'intérêt. En quarante ans, ma « paillasse blanche » a été en permanence recouverte de tas de choses diverses qui masquaient le blanc de l'ennui.

Les tas c'étaient par exemple des feuilles de papier et des enregistrements issus des appareils d'analyse.

Au début c'étaient des brouillons, après c'était des quantités de feuilles mortes.

Au grès de mes changements de service, j'ai ramassé les feuilles mortes avec une pelle et je ne les ai jetées qu'il y a peu de temps. Elles n'étaient que des souvenirs des heures consacrées à préparer des publications, à demander de l'argent, à écrire des rapports, à tenter d'obtenir une promotion en grattant un dossier encyclopédique ou à faire des rapports d'activité sur chacun de mes collaborateurs.

Une seconde moitié du temps d'un enseignant-chercheur est consacrée aux étudiants, soit près de 192 heures équivalents-travaux-dirigés chaque année (Voyez les annexes pour les conversions en heures de cours et en heure de travaux pratiques).

Certains trouvent que c'est trop.

Oui, pour un débutant, cela met les publications de l'après-thèse au placard.

Après, quand on a derrière soit des années de pratique et qu'on maîtrise parfaitement son domaine, 130 heures de cours ou 192 heures de travaux dirigés sont acceptables, sauf si on espère beaucoup de vacances…Quand on connaît les quantités incroyables d'heures supplémentaires que sollicitent un grand nombre de Maîtres de Conférences, on comprend qu'ils n'aient plus assez de temps pour faire de la recherche, mais pour beaucoup, personne ne les oblige à se surcharger.

Et ce sont alors des choix à faire:

-1- De grosses rentrées d'argent avec des « heures sup » et peu ou pas de promotion,

Ou

-2- Beaucoup de temps de recherche et juste ce qu'il faut d'enseignement, cela paye moins, mais cela peut rapporter une promotion.

La troisième moitié du temps d'un enseignant chercheur, qu'il soit enseignant ou non, se passe dans la fouille des abondantes ressources bibliographiques.

Le plus utilisé est le service ISI américain (maintenant Claricat Analytics) anciennement « Currents Contents ». Il donne toutes les semaines les contenus des sommaires de toutes les revues mondiales. Ainsi on peut se tenir au courant de l'état des recherches dans le monde en feuilletant les sommaires des centaines de revues scientifiques, médicales, sciences humaines, agriculture, etc.que donne le Currents Contents.

Au début, c'était un fascicule d'une centaine de pages dont le papier était de la qualité du papier toilette. On épluchait les sommaires de toutes les revues pour demander des « tirés à part » aux auteurs des articles, c'est-à-dire, le texte des publications. Maintenant, l'informatique a supprimé le texte papier. Les services de documentation comme l'INIST (Institut de l'Information Scientifique et Technique) s'abonnent au service sur internet de sorte qu'on suit la sortie des milliers de travaux scientifiques qui nous concernent au jour le jour. D'ailleurs les services scientifiques des diverses ambassades nous collectent aussi les travaux intéressants et les diffusent sur leur site ADIT (Agence pour la Diffusion de l'Information Scientifique et Technique) du ministère des Affaires étrangères.

On peut aussi prendre des trains et des avions pour aller à la quête d'informations dans des congrès ou auprès des collègues étrangers. Cela revient beaucoup plus cher, mais on y glane des informations en « prime time ».

Les congrès sont souvent passionnants, mais il est difficile de digérer des dizaines de communications de chaque jour et cela sur une semaine en moyenne. On rentre de congrès avec des tonnes de documents qu'il faudra analyser ensuite.

Les congrès sont parfois fastidieux, au bout du monde, pas loin d'une plage magnifique et brûlante de soleil avec plein de gens qui surfent sur les vagues écumantes que l'on aperçoit depuis les fenêtres de l'amphithéâtre où se déroule le congrès.

Et nous, les savants, on était enfermés dans l'amphi de 9 heures jusqu'à 19 heures. À 20 heures, il y avait souvent un énorme cocktail et un repas et des discours des édiles locaux. Il était rare qu'on ait assez de temps pour voir du pays. Mais, on pouvait rencontrer des gens, des savants qui savent des choses qui peuvent intéresser nos recherches. Ou bien, vous tombiez sur des gens qui connaissent des gens utilisant depuis longtemps les techniques compliquées que vous étiez en train de mettre au point laborieusement.

Il faut accrocher ces chercheurs, mettre leurs coordonnées dans les carnets, car il est très précieux de « connaître quelqu'un qui connaît quelqu'un… ».

Si des chercheurs débutants me lisent, je leur dis que leur avenir est dans les relations scientifiques qu'ils tisseront avec le plus possible de chercheurs. C'est aussi important que la bibliographie.

Après cela, il est très important, pour évoluer efficacement dans l'univers scientifique, d'aller rencontrer des chers collègues bien connus qui savent déjà ce que nous ne savons pas et qui nous diront justement tout pour nous faire gagner du temps, si cela ne grignote pas sur leurs propres recherches.

Cette démarche coûte cher, mais rapporte gros. Mais, après ce contact, le service les invite à leur tour, aux frais du CNRS ou de l'INSERM. On leur fait visiter la région. Et s'ils ont été satisfaits, ils nous disent tout sur leurs travaux. C'est de bonne guerre, car ils ont vu ce que nous faisions et il est préférable qu'ils aient apprécié nos travaux.

La recherche, ce sont aussi les chasses aux subventions européennes où il faut sillonner l'Europe pour rencontrer les membres des commissions chargées de distribuer des fonds et il faut se prostituer pour glaner de quoi faire des travaux (probablement les plus remarquables dans leur spécialité).

Tout cela, c'est le train-train quotidien du Chef des Chercheurs qui doit chercher chaque jour de chiches chèques pour ne pas chômer (C'est une allitération pour montrer qu'un scientifique peut aussi jongler avec les mots).

Depuis quelques années, le peuple en blouses blanches des laboratoires de Recherches a le blues.

Les gouvernants oublient que la recherche ne se fait plus avec une loupe et un crayon.

Les recherches en Neurosciences par exemple demandent des technologies coûteuses comme la stimulation magnétique transcrânienne ou des appareillages d'imagerie cérébrale sophistiqués qui coûtent quelques millions d'euros et parfois nécessitent un personnel technique très compétent pour assurer l'usage et la maintenance, et ce personnel doit être rémunéré.

Les crédits européens qui atteignent souvent un ou deux millions d'euros permettent des investissements utiles. La contrepartie de ces contrats : sortir des résultats et les décrire dans un rapport complet.

Les laboratoires pharmaceutiques avec qui nous avons été amenés à travailler sont des sources de budgets très importants. Leur contrepartie est plus délicate que les contraintes précédentes : les résultats restent secrets et ne peuvent qu'être « susurrés » au travers de courts résumés de présentation de posters (des affiches) exposés dans des congrès. Cela sert à positionner l'équipe sur le marché de la recherche, en fait cela montre aux autres que nous tenons un sujet et que nous avons bien avancé sur le travail et qu'il est inutile d'essayer de nous doubler ! Pour cela nous devons déposer un brevet confidentiel à l'INPI (Institut National (de protection) de la Propriété Intellectuelle). La transmission du projet de brevet à l'INPI par informatique est protégée et permet de gagner beaucoup de temps pour le verrouillage de la propriété des découvertes scientifiques. Les délais assez longs qui sévissaient il y a 20 ans laissaient le temps à d'autres labos de sortir leur découverte (parfois piratée) avant la nôtre. Actuellement, le délai maximum est de trois mois ce qui oblige les concurrents à accélérer leur publication pour nous doubler.

Ainsi, pour nous, responsables, la recherche est une entreprise qui doit fournir des résultats importants qui positionnent l'équipe sur le marché de la recherche.

Hélas, il est regrettable que les gouvernants oublient ou ignorent ce que je viens d'exposer. Les besoins en personnel technique et en moyens financiers sont incontournables, mais insuffisants, car le coût du matériel augmente plus vite que celui des moyens financiers disponibles.

Les chercheurs n'attendent plus des promesses, mais des avancées concrètes sur les orientations des recherches souhaitées par les instances nationales, des valorisations des salaires, mais aussi une retombée financière sur la qualité et l'efficacité de leurs activités. En effet, dans le supérieur, il y a beaucoup de bénévolat.

Bien sûr, il y a les heures supplémentaires bien payées, parfois, surtout si c'est un travail pour le privé. Lorsque c'est pour l'université, il arrive souvent qu'elles ne soient rémunérées qu'en heures « équivalent travaux pratiques » c'est-à-dire une dizaine d'euros de l'heure.

Ce n'est pas très motivant.

C'est presque du bénévolat.

Du bénévolat, un professeur d'université en fait dans les réunions, dans les conseils d'universités divers, dans les commissions, dans le temps passé aux conseils aux étudiants débutants. Mais lorsqu'il est un bon chercheur-enseignant formant un ou des doctorants, il bénéficie d'une prime d'encadrement doctorale (la nouvelle prime d'excellence scientifique) qui représente environ un mois de salaire.

Nous ne voulons plus des discussions creuses, des tables rondes où l'on tourne en rond, des assises où l'on a hâte d'être debout, et des autres palabres au cours desquels on dit ce que l'on devrait faire et ne plus faire, au point de refaire ce que l'on avait défait dix ou quinze ans plus tôt.

En quarante ans de carrière universitaire, j'ai vu passer vingt ministres qui ont voulu que leurs passages soient attachés à une réforme.

Je pense qu'un bouquin complet serait utile pour décrire et commenter les réformes.

En ce qui me concerne, je fus au centre de ces réformes, à chacune des assises « de la recherche », de certaines réformes de l'Université et de bien d'autres, assez complexes, comme la mise en place du LMD (licence, master, doctorat) résultant des accords de Bologne.

J'ai fait partie en 1997-98 des commissions créées par le ministre, Claude Allègre. L'avancée s'est faite pas à pas, pendant des mois, alors que les accords européens que nous avions travaillés lors de réunions préalables dans diverses universités européennes étaient déjà bien installés. Les freins viennent surtout des collègues très égocentriques qui craignaient la disparition de leurs formations dans l'hypothèse où les débouchés professionnalisant proposés seraient insuffisants. Il est vrai qu'ainsi, les laboratoires peu ou pas bien côtés risquent de perdre des inscriptions d'étudiants. En effet, le LMD, comme partout en Europe, lie les études universitaires aux activités de recherche scientifique des laboratoires et départements de recherche.

Tout cela provoqua de nombreux remous parmi les chercheurs, les enseignants et les étudiants. Naturellement les successions de grèves ont différé la mise en place des réformes pendant 10 ans. Mais tout aussi naturellement la loi finit par être acceptée.

Les ministres et les réformes successives

ANNÉE	MINISTRE	REFORME
1966	Mr Fouchet	Réforme du Deug, création de trois cycles
1968	Mr F.Faure	Création des UER et début de l'autonomie
1974	Mr JP. Soisson	-
1976 puis 1978	Mme A.Saulnier Seité, sec. d'état puis Ministre	Loi Saulnier Seité : sélection après le Deug
1981	Mr A. Savary	Chaque université choisit ses formations
1983	Mr RG. Schwarzenberg	-
1986	Mr Devaquet, ministre	Projet d'autonomie des universités
1988-1991	Mr L. Jospin	Loi d'orientation

1992	Mr J. Lang	Passe la réforme Jospin
1993	Mr F.Fillon	
1995	Mr F.Bayrou	Semestrialisation
1997	Mr C.Allègre	Harmonisation Européeenne Plan U3M, début LMD (licence, master, doctorat)
2000	Mr J.Lang	Réforme IUFM
2002	Mr F. Loos Mme C.Haigneré	Stages en entreprises pour les étudiants Incitation au partenariat avec les entreprises
2003	Mr L. Ferry	LMD et à nouveau projet d'autonomie des universités
2004	Mr F. Fillon	
2005	Mr De Robien	
2007	Mr Darcos et Mme V. Pécresse	Masterisation
2009	Mr L. Chatel	
2011	Mme Valérie Pécresse	Ministre de l'Enseignement Supérieur et de la Recherche. Autonomie des universités et Opération « campus »
2011-2012	M Laurent Wauquiez	
2012-2014	Mme Geneviève Fioraso, secrétaire d'État	Secrétaire d'État chargé de l'Enseignement supérieur et de la

	M Benoit Hamon	Recherche
2014	M Thierry Mandon Secrétaire d'État : Mme Najat Vallaud-Belkacem	Secrétaire d'État chargé de l'Enseignement supérieur et de la Recherche
2017	Mme Frederique Vidal	Ministre de l'Enseignement supérieur, de la Recherche et de l'Innovation

Un fait important pour nous, c'est que la recherche se banalise comme la connaissance scientifique se vulgarise. Les médias produisent d'excellentes émissions de vulgarisation qui relèguent au placard l'ancien travail que nous faisions avec le Service du Film de Recherche Scientifique (le SFRS). Et lui, le chercheur, qui a ramé dur pour devenir docteur puis se donner corps, cœur et âme à la science, il n'y trouve plus son compte.

Les moyens de faire passer les connaissances et les découvertes sont maintenant ultrarapides, mais deviennent aussi sujets à caution.

Il est fréquent de voir sur internet des relations de découvertes qui, si elles sont exactes et vraies, seraient des recherches nobélisables. Or, dans nos domaines, il faut être prudent. Seules les revues encadrées par des comités de lecture avec des experts connus peuvent sortir des articles sur des travaux contrôlés, soupesés. Mais il arrive pourtant quelques erreurs de filtrage. Donc, public et médias, méfiez-vous de la découverte du siècle qui circule sur internet, c'est peut-être un coup médiatique pour faire savoir à la communauté scientifique que telle équipe avance sur une recherche et n'entend pas se faire doubler.

Pourtant, il y a le « Currents Contents » ou encore l'INIST (institut national d'information scientifique et technique dépendant du CNRS.) qui épluchent les articles et en donnent les résumés, les analyses succinctes et peuvent fournir l'article contre finance. Avec le virus qui nous pourrit la vie en 2021, les publications sensationnelles n'ont pas manqué et les découvertes de molécules miracles et de vaccins sauveurs du monde ont inondé les médias qui s'empressaient de répercuter la bonne nouvelle qui était invalidée huit jours plus tard.

Avant, le chercheur en blouse blanche se sentait imbu d'une tâche presque sacrée.

Maintenant, on sent que le chercheur a bu parce qu'il une sacrée tache sur sa blouse blanche (là, c'est pour montrer que l'ordre des mots peut tout changer).

J'ai connu quelques-uns de ces collègues qui, déçus du système, écoeurés par les étrangetés des nominations et des promotions des chercheurs, se sont versés dans l'alcoolisme. Cela allait des (je dis bien « des », car ils furent nombreux) gens qui buvaient l'alcool du labo, l'éther et d'autres produits comparables, qui nous sont utiles et qui sont fournis par des magasins de chimie sur place, jusqu'à la consommation de Whisky ou de bière pendant les Travaux pratiques. Ils cherchaient à oublier.

Les savants du XXIe siècle ne sont plus ce qu'étaient ceux du XIXe siècle (c'est une « lapalissade »), mais je le dis quand même. Malgré le discours progressiste, on sent que beaucoup de collègues sont des nostalgiques de Pasteur et très immobilistes.

Aujourd'hui on n'attend plus d'un chercheur qu'il cherche, mais avant tout qu'il trouve.

Pourtant, Pasteur ne savait pas vraiment ce qu'il cherchait, mais il l'a trouvé.

Nos chercheurs savent souvent ce qu'ils veulent trouver avant de chercher. Il faut dire que l'analyse bibliographique et la consultation d'internet donnent un large éventail de choix et d'idées pour un chercheur peu imaginatif. Il faut dire que les axes de recherches lucratifs sont tentants et si on est un peu imaginatif, on peut un peu broder pour donner l'impression d'avoir tout inventé. Localement cela peut marcher. Mais sous la loupe des experts internationaux, cela ne passera pas et cela peut ainsi griller l'avenir d'un labo.

La recherche, c'est une discipline sérieuse. Et je pense avoir été sérieux pendant 40 ans de métier. Mais n'a-t-on pas dit qu'il n'y a que les gens pas sérieux qui ne rient jamais (Alphonse Allais) ? Mais Allais disait aussi : « la recherche est une chose trop sérieuse pour la laisser aux savants. » Alors je me suis lâché un peu dans ce livre.

Après 40 ans de rédactions de quantité de textes pour des articles et des bouquins respectant les canons académiques de l'écriture (dixit un académicien correcteur de ma prose, il y a dix ans), je me suis libéré dans les chapitres qui suivent.

J'ai écrit quelques « fables » ou quelques « pamphlets », mais je ne suis rien qu'un « poétaillon » amateur (c'est une redondance). Ce n'est pas du Hugo ou du Rimbaud. Les lignes *versificotées* ici ont été écrites il y a longtemps, pour faire rire les collègues, alors que je débutais ; et j'en ai écrit plus récemment quelques-unes pour me défouler. Je ne suis pas sûr d'avoir bien respecté le rythme poétique de mes alexandrins et j'accepterai volontiers d'aller chez vous à vos frais pour apprendre à devenir un poète.

La rédaction obligée de près de 60 publications, de bouquins destinés aux étudiants en médecine, dont un de 800 pages et un dernier assez récent de 450 pages (bon de commande sur demande), ne m'ont jamais laissé assez de répit pour dépeindre, comme si je les voyais dans une glace déformante, les chercheurs que j'ai côtoyés ou que j'ai imaginé.

Dans mes premiers pas dans la recherche, au siècle dernier, j'ai appris à d'abord chercher pour ensuite à trouver, le temps et l'argent n'étant pas un facteur limitant. Aujourd'hui, il faut d'abord chercher ce que l'on veut chercher, puis trouver de l'argent pour chercher, et enfin chercher à publier pour trouver quelqu'un qui s'intéresse à vos recherches.

En quarante ans de recherches, j'ai côtoyé des Maîtres que l'histoire des sciences n'oubliera pas, car ils ont fondé de grandes écoles dont sont sortis les fondements de nos concepts actuels dans les Sciences biologiques et les Neurosciences en particulier.

En ce temps-là, je n'étais qu'un disciple insignifiant parmi d'autres.

Le Maître a posé un doigt bienfaiteur sur mon cerveau inculte.

Ce fut comme une étincelle qui engendra une infinité de connaissances, etc.

En bref, j'étais derrière une dizaine d'assistants et de chefs de travaux qui voulaient tous se faire remarquer pour passer chefs de quelque chose à la place des chefs, alors, dans ces conditions, l'étincelle, sincèrement, je ne l'ai pas reçue. Je n'ai reçu que des coups de coude dans l'estomac par ceux qui étaient plus grands que moi et qui ne voulaient pas me laisser passer.

En quarante années, j'ai connu aussi des petits chercheurs qui se prenaient pour des grands. L'absence de modestie est un défaut courant dans ce métier. Pour chacun des chercheurs, c'est son travail qui prévaut sur celui des autres. J'en donnerai des détails plus loin.

J'ai connu aussi de tout petits personnages englués dans leur incapacité à émerger qui se prenaient pour des chercheurs et qui ont fait des carrières d'emmerdeurs et développé une remarquable capacité à gêner le travail de leurs collègues pour leur nuire. Le malheur est que ces gens-là sont incrustés dans leur poste à vie et que, jusqu'à leur retraite, ils gêneront ceux qui tentent de travailler. Notre système de fonctionnarisation trouve ici ses inconvénients. Car je le dis très fort, même si cela dérange, pour que notre recherche monte en puissance, il faut des chercheurs qui vivent, pensent, agissent 24h/24h, 7j/7j dans un esprit de sacerdoce dévoué à cette fonction quasi divine pour faire progresser les connaissances et améliorer les bien-êtres de l'humanité. Les professeurs Nimbus ou Tournesol sont certes des caricatures, mais elles ne font que montrer vers quel but doivent conduire nos œuvres.

Je refuse de croire que les savants que j'ai côtoyés qui furent des Nobels ou des membres éminents de l'Académie des Sciences ou de l'Académie de Médecine ne sont que des espèces en voie d'extinction. Il faut regarder comment ils ont vécu et travaillé pour que leurs découvertes leur survivent et deviennent d'utilité publique.

L'un des grands personnages de la recherche que j'ai croisé fut un Patron extraordinaire de l'université de Yale (USA). Grâce à lui, j'ai eu la chance de travailler assez longuement aux États Unis, puis de fréquenter un grand nombre de laboratoires américains, mais aussi français et étrangers. Car voilà ce qui arrive si vous avez travaillé quelque temps dans une équipe de renommée internationale, vous pouvez vous parer d'une sorte d'aura dans laquelle le nom du Maître brille de mille feux. On vous invite, on vous demande conseil comme si vous étiez un porte-parole du Maître. Je ne pense pas être devenu un meilleur chercheur (cela me paraît difficile, enfin c'est l'opinion que j'ai de moi). Ainsi, on me demandait de juger, d'apprécier des recherches auxquelles je ne connaissais pas grand-chose. Cela m'a donné parfois une position d'observateur effaré, affolé, désespéré, inespéré, surestimé, suranné, décalé, recalé (on ne peut pas réussir à tous les coups) par rapport à ce qu'on peut attendre d'un chercheur.

Je crois que cette sensation arrive à tous ceux qui font un long séjour de recherche dans un laboratoire de renom international, pas forcément américain. Quand on revient dans son labo d'origine, quelque part au fond d'un couloir d'une petite Université de province, on regarde les chercheurs français d'un œil différent. Je crois que je les ai plaint. Je crois que je me suis dit :

« J'étais comme cela avant d'aller rejoindre l'un de ces temples de la recherche universelle. Je ne peux tout de même pas les laisser ainsi… »

Enfin bref, on se croit le Moïse de la recherche qui descend du mont Ararat portant les tablettes de la connaissance et doté d'un pouvoir surnaturel qui vous permettra de tout changer.

Après mes séjours comme Professeur invité à l'université de Yale et depuis que j'occupe une fonction de responsable universitaire, j'avoue que ce fut pire. J'ai dégringolé du Mont Ararat pour grimper au Mont de Pitié en voyant tous ces gens qui tentent de servir la science avec une feuille de papier, un crayon et une petite pince d'entomologiste. Je pensais qu'au bout du monde, ou quelque part sur une lointaine planète, ou dans des laboratoires européens « suréquipés », il n'y avait même plus de clavier d'ordinateur, car la machine d'analyse est directement connectée au cerveau des chercheurs et sort directement les publications dans « Nature » ou « Sciences » en même temps que les résultats expérimentaux tombent.

À mon retour, j'ai eu la sensation qu'il se produisait insidieusement une dégradation des conditions de recherche et de l'état d'esprit des jeunes collègues qui nous éloignait du concept de base qui est "vivre pour la science et par la science".

Je ne relaterai pas ici des mémoires de mon vécu. D'ailleurs je n'ai jamais eu beaucoup de mémoire, et même si moi, je trouve que mon vécu m'intéresse, vous qui me lirez risqueriez d'être endormi dès les premières pages.

Je ne souhaite pas faire un plaidoyer pour l'avenir de la recherche. Beaucoup de chercheurs le font mieux que moi. Il suffit de regarder la littérature. Le LEEM (*les Entreprises du Médicament*) de Lille a pondu en 2008 puis en 2019 un plaidoyer pour les sciences du vivant-santé. Il circule aussi des bulletins de lamentations non signés qui n'apportent pas de solution, mais qui égrainent les mêmes clichés : la recherche américaine n'est pas un bon exemple, en France, il y a trop d'enseignement, trop d'administration (on se demande alors ce que font les responsables d'équipes si les chercheurs de base sont débordés de boulot).

Je dirai seulement que, quelle que soit la manière d'aborder la chose, le travail de recherche DOIT être soutenu par tous les moyens d'État ou privés, par les médias et par le public selon la nature des recherches.

Les moyens d'état suffisent à certains qui se font plaisir et ne cherchent pas à faire de la recherche de haut niveau. Il est d'ailleurs indispensable de soutenir des recherches fondamentales qui aujourd'hui ne rapportent pas gros, mais seront peut-être utiles dans vingt ans comme ce fut le cas des recherches sur les insectes aquatiques comme les collemboles, ou sur les libellules. Aujourd'hui ces petites bêtes sont reconnues comme des régulateurs écologiques. Mais, il y a vingt ou trente ans, l'entomologiste muni de sa boîte de récolte, de ses pinces souples et de sa loupe passait pour un gentil rêveur. Aujourd'hui, les travaux sur les libellules et les collemboles sont utiles pour connaître les variations des écosystèmes. Pourtant, avant, on ne donnait rien à ceux qui « perdaient du temps sur ces petites bêtes ».

Il est des recherches en physique ou en chimie qui mènent à des innovations technologiques qui doivent être soutenues par des contrats industriels. Sauf que, en raison du contexte de pandémie, la recherche et la production de composants électroniques sont en panne en cette année 2021. Il semble que cette panne de disponibilité va avoir de graves répercussions sur l'informatique et sur la production et l'entretien de notre matériel d'analyse en laboratoire ou à l'hôpital. La cause : la recherche et l'industrie asiatique auxquelles l'industrie consommatrice de semi-conducteurs se fiait totalement. Plus assez de semi-conducteurs, donc il faut les fabriquer nous même en Europe. Cela signifie des mois ou des années de retard dans la production de tous les outils électroniques dont nous avons besoin.

L'avenir des recherches de haut niveau en pharmacie et santé va ainsi se trouver ralenti un peu partout dans le monde. Ce n'était sûrement pas ce qu'il fallait pour permettre la relance de la recherche en France.

La recherche en santé est souvent pilotée par des campagnes ponctuelles souvent cofinancées par des groupes pharmaceutiques français ou étrangers. J'avoue que c'est avec de tels contrats privés, que j'ai pu acheter des équipements qui non seulement servaient aux recherches appliquées sur des molécules à visées thérapeutiques, mais aussi à des travaux de mises au point indispensables sur les neurones cérébraux.

Et puis il y a ces « mégas » groupes de recherches, dévoreurs de budget comme le CERN (le centre européen de la recherche nucléaire) qui est cofinancé par 20 des états membres de l'Europe en 2008. Les gros financeurs sont l'Allemagne (19%), l'Angleterre (17%), la France

(14%), l'Italie (11%). Les autres états donnent plus modestement leur contribution sur un total de 1 000 000 M francs suisses (750 000 M€). Pour la recherche civile, nous consacrons environ 1,9% du PIB (moins que les USA (2,6) et que le japon (3,3%) que nous considérons comme les principaux concurrents de la recherche européenne.

Rassurons-nous, une bonne partie du budget ira à la recherche médicale. Donc pour les biologistes, c'est vers ces recherches qu'il faut se tourner.

Ainsi, j'ai décidé un jour de brancher mon équipe sur les cultures cellulaires, car, vers 1995 il existait une incitation régionale et privée payante vers ce thème. Puis le thème a été tellement repris par des quantités de labos dans le monde, que nous nous sommes alors tournés vers les applications de la génomique au traitement des maladies neurodégénératives.

Nous avons dû ensuite moduler ces recherches parce que ce n'était plus possible de débroussailler le terrain génétique de l'autisme ou de maladies orphelines, quand d'immenses structures comme l'Institut du Génome Humain disposait de mille fois plus de budget et débitait du gène à haute cadence.

Pour moi, la recherche a été très longtemps une sorte de caricature dans laquelle le ministre de la Recherche et quelques savants proches du ministre orchestraient les musiciens-chercheurs et leur dictaient vers quelle recherche ils devaient se tourner. Ceux qui jouaient à contretemps, non seulement se faisaient remarquer honteusement, mais en plus, ils ne recevraient pas de subvention.

Il est clair que notre système de gestion de la recherche DOIT évoluer.

Il DOIT devenir plus attrayant et attractif pour nos jeunes docteurs. Le travail des chercheurs qui se défoncent pour faire des travaux fondamentaux pas forcément exploitables avant 10, 20 ou 30 ans, et la recherche de ceux qui œuvrent pour améliorer notre quotidien DOIT être simplifiée, nettoyé des myriades de tracasseries sclérosantes, invalidantes, *retardantes*, emmerdantes que les administrations centrales et locales peuvent nous infliger. Car, même si l'administration de la recherche USA n'est pas terrible, une fois les crédits obtenus et l'équipe de recherche constituée, il n'y a plus d'obstacles et la progression ne souffre pas de freins ou de retards.

Je ne plaiderai sûrement pas pour certains chercheurs tordus, caricaturaux, qui sapent, par leurs âneries, l'efficacité de la majorité de ceux qui ne veulent rien de plus que très bien faire leur tâche de chercheur. Là, sur ce point, nous, les "Patrons", n'avons que peu, bien trop peu de poids pour évacuer ces plaies, ces verrues qui gâchent une journée de recherche.

Et certains jours, j'ai regretté que les plus enquiquineurs et improductifs ne soient pas sous contrat. Mais c'est une façon de voir que les syndicats n'aiment pas à cause de la précarité. Mais pourquoi pérenniser certains collègues qui ne font rien quand bien d'autres méritent des primes de recherche un peu mieux dotées que les 1200 € annuels ?

C'est un peu ces gens-là que j'ai souhaité caricaturer dans ce qui suit.

Je *proserai* donc ici sur quelques vécus qui m'ont fait hurler, et j'ai *versificoté* sur des histoires qui ne servirent et ne serviront jamais de leçon pour un avenir meilleur pour la recherche.

J'ai collectionné ici un ensemble d'observations sur le comportement des hommes et des femmes que la presse appelle "les chercheurs" et que le public nomme "les savants" et "les scientifiques". Cela ressemblerait à un travail d'éthologie humaine, mais c'est beaucoup moins sérieux. C'est même parfois une caricature de ce que je souhaiterais de la recherche.

On comparera aisément ce modeste essai à l'ouvrage remarquable de Bernard MARIS, "Les sept péchés capitaux des Universitaires" parus en 1985 chez Albin Michel.

Notez que trente ans plus tard, les Universitaires que j'ai côtoyés et qui ne sont pas tous chercheurs ont encore des péchés, et pas des moindres. Ceci prouve que les universitaires ne lisent pas ou qu'ils ne se sont pas sentis visés par l'ouvrage.

Dans le contexte actuel où tous les fonctionnaires sont en recherche de reconnaissance d'identité et en recherche de meilleurs moyens pour assouvir leur curiosité, les chercheurs vrais, ceux de la paillasse et des mains dans le cambouis, sont devenus des râleurs.

En 1985, cela se sentait peu.

Aujourd'hui avec la compétition scientifique et le fait que quasiment tous les jeunes docteurs font un postdoctorat à l'étranger, la comparaison entre l'ambiance d'un labo de Yale et d'une université de province n'est pas soutenable. C'est la déprime assurée. Comment être vaniteux, imbus de ses grandes qualités de chercheurs quand on dispose de cinq fois moins de moyens que le standard d'une université américaine ou même suédoise, et que les techniciens attendent les RTTs (récupération du temps de travail) avec impatience, et que la retraite est un sujet dont on parle plus que des derniers travaux sur la fixation du cholestérol sanguin ?

J'ai bourlingué dans quelques Universités dans le monde et travaillé plus ou moins longuement dans plus de 10 laboratoires. Donc, ne cherchez pas de ressemblance de lieu ou de personnages.

Une Université est un village. Il y a environ 80 Universités en France. Soit environ 80 villages assez semblables malgré l'autonomie des universités. Et comme dans tout village, chaque Université est peuplée de ses édiles, de son instit, de son garde champêtre, de son clocher… avec ses cloches, des gens qui regardent derrière leurs volets pour épier les allers et venues, des vieux assis toute la journée sur un banc, des "idiots" du village, des bigotes cancanières.

Une université de province ressemble fort à "Clochemerle" et on y jase bien trop fréquemment sur les déboires des uns et des autres. Mais on remarque dans ce village ceux qui cultivent bien leurs productions, ceux dont les maisons sont bien tenues, ceux qui balayent devant leur porte et font le ménage avant d'être laminés par le comité d'évaluation.

Dommage que le tableau ressemble trop souvent à "l'Angelus" de Millet. Vous voyez ce que je veux dire !

Pourquoi cette vision critique de la structure qui m'a élevée, nourrie ?

- Parce qu'un fils critique son père, cela ne l'empêche pas de le respecter,
- Parce qu'il est bien français de critiquer,
- Parce que durant toute ma vie de chercheur j'ai rencontré des pinailleurs, des inutiles, des enquiquineurs, des râleurs, des gonfleurs, des beaux parleurs, des conseilleurs, des "gnaqua-faucons", des mielleux, des collants, des admirants, des contemplatifs, des plaintifs et je les ai détesté,
- Parce que pour s'améliorer il faut se regarder avec un œil critique,
- Parce que je suis fait du même jus que ceux et celles dont je parlerai dans les pages qui suivent. Seulement mes défauts, je me les réserve pour plus tard.

Mais Moi
Quand la nostalgie me prend,
Quand la poisse me colle,

Quand les manips ne marchent pas,

Quand le directeur râle (c'était moi ces dernières années),

Quand le président d'Université me convoque pour me faire endosser les âneries des autres,

Quand je regarde, effaré, l'incurie et les inconséquences des chers collègues et néanmoins amis, qui sont aussi des savants et qui vivent sur des nuages et sont parfois oublieux des principes de base d'une vie sociale,

Quand les personnels râlent,

Quand l'administration vous met des poteaux dans les roues,

Quand l'Éditeur refuse votre manuscrit décrivant ce travail que vous avez bichonné depuis des mois, qui a été relu par la moitié des collègues, mais qui revient avec la mention "refusée", parce qu'il contient trop de fautes techniques ou encore quand on vous retourne "la publication du siècle" parce qu'il y a trop de fautes d'anglais,

Quand on vous demande de remplir les formulaires d'urgence pour hier au plus tard,

Quand l'agent comptable nous chipote sur l'achat de matériel à cent sous, mais indispensable, quand…!!!

Quand on a envie d'exploser.

Quand on n'a personne sur qui taper pour se soulager, et que, passer le matériel par la fenêtre, cela soulage sur l'instant, mais il faudra attendre quelques années avant de retrouver le même.

Moi, j'ai envie de rentrer chez moi et d'écrire ce qui me passe par la tête, ce qui ne représente somme toute pas grand-chose.

A- LE CHERCHEUR DE A JUSQU'À Z : QU'EST-CE QU'UN CHERCHEUR SCIENTIFIQUE ?

Quiconque prétend s'ériger en juge de la vérité et du savoir s'expose à périr sous les éclats de rire des Dieux puisque nous ignorons comment sont réellement les choses et que nous n'en connaissons que la représentation que nous en faisons. Albert Einstein

On ne pourrait pas prétendre tout dire sur ce que furent, ce que sont et ce que seront les chercheurs en si peu de lignes. Ici ne seront décrits que quelques-uns des aspects qui font du chercheur quelqu'un qu'on remarque dans la rue ou qu'on invite dans une soirée pour son côté pittoresque.

Un chercheur peut être dépeint de A comme agaçant jusqu'à Z comme zinzin. Entre les deux, seront exprimées toutes sortes de pensées en vrac sur ce qu'est un savant vu par un chercheur.

Souffrez ce bref rappel en quelques lignes de l'environnement humain de la recherche publique en France. Si vous voulez en savoir plus, voyez mon annexe n°1, à la fin de l'ouvrage. Sinon commencez à lire et si cela vous rase, passez au chapitre suivant.

Retenez qu'il y a trois catégories de chercheurs dans le langage des médias : les chercheurs au sens large, les savants et les scientifiques.

Le chercheur, c'est une "personne qui cherche" (Petit Robert). Ce type de personnel est d'ailleurs très abondant, infiniment plus que les trouveurs. Regardez d'ailleurs la définition d'un trouveur dans le même ouvrage de référence, vous lirez : "RARE : personne qui trouve". Cela se passe de commentaire.

Chercheur représente donc un terme large englobant l'ensemble de la communauté de recherche toutes catégories et tous niveaux de recherche confondus. Y sont mêlés tous ceux qui cherchent quelque chose et pas forcément qui trouvent. Comme tout le monde cherche ou recherche quelque chose, le bonheur, la tranquillité ou de l'argent, son porte-monnaie, l'âme sœur, cela signifie que le terme "chercheur" est représentatif de tout le monde.

Le savant, c'est "celui qui sait beaucoup en matière d'érudition et de science" (Petit Robert). A priori cela doit être très rare de trouver quelqu'un comme cela. Mais nous côtoyons tous les jours des gens qui disent qu'ils "savent" … !

Enfin, le scientifique, c'est une personne qui étudie les sciences, un savant spécialiste d'une science (toujours selon le Petit Robert).

Partant de ces définitions, selon moi, le chercheur, qui n'est donc pas nécessairement un savant, ne sait pas, puisqu’il cherche à savoir.

C'est pour cela qu'on l'appelle un chercheur. Il n'a pas pour fonction de trouver, mais uniquement d'utiliser ses connaissances et son savoir-faire pour chercher.

En quelques mots, il y a deux catégories de personnels de recherche :

Les chercheurs qui sont des bac +5 à +8 (ingénieurs de recherche, et docteurs ou équivalents étrangers). Ils sont universitaires (Attachés temporaires de recherche et d'enseignement, Maîtres de conférences, Professeurs) ou appartiennent aux grands organismes de recherche (chargés de recherche ou Directeurs de recherches à l'INSERM, l'INRA, au CNRS, etc).

Ce sont les cerveaux-lents (lisez « volant »), les cerveaux-moteurs (lisez « servo ») ou les cerveaux-cations (lisez «vocations ») selon la discipline, et parfois des cerveaux-lumineux (lisez « volumineux) quand ils ont une grosse tête. C'est ce que l'on nomme une « tête chercheuse ».

Créateurs ou inventeurs, grands ou petits, ils poussent devant eux, doucement, mais immuablement, l'immense roue du progrès pour ce qu'ils croient être le bien de tous. Mais bien souvent, ils se font plaisir comme de grands enfants qu'ils sont restés.

Les IATOSS qui sont les Ingénieurs, Administratifs, Techniciens, Ouvriers de Service et de Santé. Vous remarquerez que cela rappelle phonétiquement Athos, Portos et Aramis. Ce sont les quatre mousquetaires de la recherche, aides indispensables à la concrétisation des idées folles ou géniales des chercheurs, garde-fous de nos concepts, exécutants trop souvent dans l'ombre, mais facteurs nécessaires de la gloire des savants.

Tout ce monde travaille soit dans des laboratoires "propres" (ce n'est pas une allusion à la propreté assurée par beaucoup d'IATOSS), mais c'est l'indication d'une structure qui ne dépend que du CNRS, de l'INSERM, ou de l'INRA, soit dans des structures universitaires, dans des laboratoires ou des départements de recherche qui ne sont alors qu'associés aux grands organismes et n'ont que très peu d'IATOSS. La plus petite unité de base de recherche opérationnelle est « l'équipe d'accueil » (3 à 10 personnes en moyenne). Au-delà ce sont des unités de recherche puis des UMR ou unités mixtes de recherche qui comprennent des chercheurs payés par divers organismes de recherches publiques ou privées ou bien qui sont contractuels. 75 % des chercheurs publics sont dans les universités.

Voilà le contexte "ressources humaines" des structures de la recherche en général et universitaires en particulier.

Cette organisation se retrouve dans les structures de recherche privée (Recherche et Développement, R et D, de l'industrie par exemple) de taille conséquente. Même hiérarchie, mêmes luttes pour la promotion, mais on y trouve des incitations financières bien plus alléchantes et des moyens techniques incomparables. Il est normal que la structure de base soit identique à celle du public, puisque les laboratoires de recherche privés embauchent des chercheurs formés par les universités.

J'ai aussi retrouvé dans la recherche privée l'organisation que j'ai connue aux USA, dans le labo qui m'avait accueilli. Le lien à l'argent et à la rentabilité est évoqué en permanence. Si le projet est innovant, les moyens sont illimités. Si un projet de recherche semble porteur, le maximum de chercheurs se branche dessus. Mais il faut très vite sauter sur les nouvelles opportunités pour être opérationnel dans un an ou deux quand le projet en cours s'achèvera. Il y a une pression permanente, mais elle s'accepte du moment que les demandes de moyens sont satisfaisantes. Bien sûr, en recherche privée, on travaille à côté du coffre-fort ouvert, tandis qu'en recherche publique, le coffre est souvent fermé et si on n'est pas là au moment où il s'entrebâille, il faut attendre une lointaine opportunité.

B- COMMENT UN CHERCHEUR TROUVE CE QU'IL DOIT CHERCHER?

La destination du chercheur dépend de la route qu'il suit. Proverbe arabe

Chercher ce qu'il va falloir chercher est évidemment l'étape cruciale de la vie d'un chercheur. Trouver ce qu'on doit chercher relève ensuite de la même difficulté que trouver l'assassin dans un crime parfait. Il est des domaines où l'on se fond en extase admirative devant les sujets de certaines recherches.

Je donne ici quelques exemples de titres de thèses, pris au hasard (cela ne présume en rien de la qualité du contenu, mais de l'hermétisme inconscient des directeurs de recherches)

- Langage de matheux : "Dualité lagrangienne et synthèse robuste".
- Ou langage d'informaticien:

"Calcul massivement parallèle dans les réseaux pair-à-pair".

"Réification d'abstraction de communication".

- Ou langage de linguiste:

"Ambivalence catégorielle préverbe-préposition"

"Caractères et fonctions de poids sur les catégories de diagrammes trivalents".

- Ou langage médical:

"Processus érythroleucémique chez la souris transgénique spi-1".

Voilà qui illustre cette citation :

"Le peuple fait bien les langues. Il les fait imagées et claires, vives et frappantes. Si les savants les faisaient, elles seraient sourdes et lourdes". Anatole France (Propos de rentrée).

Combien de personnes au monde sont-elles capables de comprendre le premier mot et encore moins les suivants dans ces titres de thèse scientifiques ? Et pourtant, un brillant cerveau a découvert qu'il y avait un travail d'étude à creuser, il l'a fait ou a mis quelqu'un sur ce travail. Ce quelqu'un, un jeune thésard par exemple, a fini à son tour par comprendre ce qu'il faisait.

Par expérience, nous, membres de jurys de thèse, tombons parfois de très haut en découvrant que c'est le jour de la soutenance de mémoire que le candidat futur docteur comprend vers quoi tendait le travail qu'il a effectué pendant 3 ans.

Mais aujourd'hui, avec le recul que je viens de prendre en m'éloignant de l'université, je commence à comprendre pourquoi les jeunes lycéens ont peur des sciences dures et évitent les bans des facultés des sciences ou des études de la médecine.

Nous savons que nos élèves redoutent les langues étrangères, pourtant, ils ont des enseignements de langue, parfois beaucoup de cours de langue et d'autoformation en langue. Mais quand ils sont confrontés au langage hermétique de nos gros cerveaux, ils se heurtent à un langage inconnu qui ne s'apprend pas. Nous le savons, le langage scientifique est un assemblage de langues académiques assez correctes et d'une masse de termes techniques composites, formés de néologismes divers. Cela ne peut pas être intelligible pour le public, et il n'existe pas de cours de langage scientifique.

En effet, les termes propres à chaque discipline ne sont pas interchangeables avec ceux des autres domaines. La quantité des termes utilisés augmente avec les nouvelles applications techniques, un peu comme les noms des outils qu'utilisaient les compagnons charpentiers, maçons ou ferronniers.

L'usage de termes "savants" permettait aux compagnons artisans de conserver des secrets techniques et donnait une intonation magique et ésotérique au langage des médecins.

Ces derniers ont largement utilisé des termes composés à partir du grec et du latin. C'est encore vrai ; regardez dans le titre de la thèse: érythroleucémique vient étymologiquement du grec… Vous ne connaissez pas ? Erythro : c'est rouge et leuko, c'est blanc. Vous voyez c'est simple. Cela a au moins le mérite d'utiliser des éléments compréhensibles par tous ceux qui ont fait un peu de grec ou de latin. Il n'est pas rare en France que les désignations anatomiques utilisent le nom du découvreur au lieu des racines descriptives. C'est vrai qu'il est plus charmant de parler de bandelette de Giacomini ou d'Arcade de Riolan que d'utiliser le terme descriptif de circonvolution intralimbique pour le premier ou de shunt artériel mésentérique pour le second.

C'est étonnant d'observer que même pour des outils de tous les jours, comme un ordinateur, le langage des gens qui passent leur temps dans les cartes mères à connecter des master-slaves sur des slots ou à tripoter des baies de brassage est très différent du vôtre ou du mien. Alors vous qui avez fait des études de droit, j'espère que l'hermétisme des termes informatiques ne vous empêche pas de pianoter votre courrier sur votre ordinateur.

Ainsi, la langue qui est le vecteur de nos idées, qui doit nous permettre de communiquer aisément, est devenue un obstacle interdisciplinaire. Quand deux chercheurs se rencontrent, qu'est-ce qu'ils se racontent ? S'ils travaillent dans le même domaine, ils devraient se comprendre. Si un biologiste parle avec un physicien, ce n'est pas racontable, car on ne comprend pas grand-chose. Ils utilisent des dialectes différents, les savants appartiennent à des ethnies différentes.

Un lexique est parfois utile, même dans des domaines que je crois connaître comme la médecine et les sciences biologiques ; alors vous pensez bien que s'il faut débattre avec un chimiste, un physicien ou un informaticien pour faire ensemble un projet de recherche, il faut du temps et de la patience pour être bien sûr des termes utilisés. Connaissez-vous des termes comme "hub", "routeur", "baie de brassage", "micromisation" ? Moi, je ne connaissais pas. Aussi, je vous fais cadeau en annexe 2 d'un petit lexique d'informaticien. Il vous sera utile. Si vous en voulez plus voyez :

http://www.lexique-informatique.com/ vous pourrez vous gargariser de termes ésotériques et incongrus, mais indispensables pour que les informaticiens se comprennent entre eux.

C'est toujours un bonheur pour moi que d'entendre des collègues doués pour la vulgarisation médiatique parler de leurs recherches. Le public comprend. Ces chercheurs sont en fait des traducteurs, comme ces ingénieurs de l'Institut de documentation du CNRS (INIST) qui sont assez spécialistes pour traduire des publications scientifiques et en extirper pour les chercheurs un résumé compréhensible.

Pourquoi m'étalais-je tant sur ce point du langage ? Parce que même pour parler entre nous du même problème, pour préparer notre projet de recherche, il nous arrive de ne pas nous comprendre. Pour définir nos futures recherches, il faut parfois palabrer dans des commissions qui s'éternisent, car on a du mal à parler à l'unisson, car chacun parle de son sujet et se fiche souvent des propositions des autres. Il faut négocier, composer avec les collègues qui eux aussi veulent faire passer leurs recherches.

Toujours est-il que le travail transversal ou transdisciplinaire comme nous disons, est particulièrement difficile. Ainsi, quand vous êtes comme moi un simple utilisateur de l'informatique, si vous avez à faire mettre en place un machin particulier sur votre machine, ou bien vous recevez en pleine figure des explications comme "pourquoi n'avez-vous pas modifié votre IP, je n'avais alors qu'une petite modif à faire dans le hub, mais maintenant tout est bogué". Et là, maintenant que j'ai mon lexique, les informaticiens font moins les malins.

C'est insuffisant! Il y a les électroniciens-matheux par exemple. Alors vous vous dites, ces gars là (les matheux) ne savent rien à l'info, ni à la biologie, il faut leur parler simple pour expliquer un neurone. J'ai maintes fois tenté de donner de telles explications à des ingénieurs-matheux-avec-un-tournevis quand je souhaitais qu'ils interviennent dans l'expérimentation biologique. Parfois cela ressemble au jargon de l'explorateur qui rencontre des indigènes : « Moi Livingston; moi avoir nom Charles; et toi bon électronicien-matheux, qui toi y en a être??… »,

Réponse du matheux :

« Quoi ? Le théorème de Chasles ? Il vaudrait mieux faire une transformée de Fourrier ! », Etc.

Alors pour les détracteurs de l'usage d'une langue commune, même si celle-ci doit être l'anglais, je dis non! Il faut un langage commun simple international, et interdisciplinaire, et pour le moment, l'anglais épuré, simplifié convient à la majorité des scientifiques.

Le langage n'est donc pas un vecteur facilitant l'échange d'informations entre les chercheurs. C'est vrai qu'en science, on comprend mieux le langage des signes mathématiques ou chimiques.

Alors comment fait-on en recherche "top" ou dans des équipes dites "d'excellence" pour sauter gaiement d'une recherche à une découverte qui engendre elle-même une nouvelle recherche, etc.

Dans une grosse équipe, il y a l'émulation, les fréquents "briefings" d'équipe, les chercheurs étrangers invités ; il y a aussi les congrès auxquels il y a toujours au moins un chercheur du groupe ou même plus qui était là-bas, au bout du monde pour la quête de la connaissance. Là, les gros budgets permettent d'envoyer plusieurs chercheurs.

C'est parfois indispensable.

Imaginez un colloque réunissant les chercheurs travaillant sur le cerveau comme le "Neurosciences Meeting" à Washington par exemple.

Nous sommes 20000.

Oui ! Lisez : vingt mille chercheurs, rassemblés dans un hall de la taille du Zénith, qui parlent tous en même temps (colloque= étymologiquement: qui parlent ensemble).

Une séance rassemble 2000 affiches scientifiques par jour, 15 conférences et encore des séances plénières faites par des énormes savants ou par des politiciens du jour, y compris Bill Clinton ou Georges Bush ou Barak Obama. Cela ressemble alors à une messe sur la place Saint-Pierre à Rome.

Il est impossible à chacun de tout entendre et de tout voir. Alors on s'y rend à plusieurs et on rentre avec les poches bourrées de nouveautés que l'on se dépêche d'exploiter pour être plus rapide que les autres équipes. Cela c'est pour les riches. Les finances ont été amputées de 5000 euros nécessaires à la participation au congrès. Et des congrès, il y en a plusieurs chaque année.

Quand on est une petite équipe, on n'est pas nombreux (Mr de La Palice). Quand on est une petite équipe modeste et mal dotée financièrement de surcroît, trouver un sujet de recherche tranquille, sûr, sur lequel on peut naviguer sans écueil relève de l'exploit au XXIe siècle. La densité des travaux, le nombre de chercheurs plongés sur un sujet donné, ressemble parfois à la curée d'une meute se ruant sur un chevreuil. Tout le monde veut son morceau.

Sauriez-vous dire combien de chercheurs travaillent dans le monde sur le cancer, combien cherchent quelque chose sur la maladie d'Alzheimer, combien se sont rués sur le virus SARS-Cov-2 (responsable de la maladie nommée Covid-19) ? Combien sondent des trous noirs ou évaluent des quasars? Je n'ai pas ces chiffres, mais je dispose, comme tout le monde, des bases de données bibliographiques accessibles sur le Web.

Par exemple, je trouve 15000 articles sur Alzheimer entre 97 et 2003 et tenez-vous bien, 400000 articles sur le cancer pour la même période.

En supposant qu'un chercheur moyen pond 3 à 4 publications par an, il y aurait environ 100000 chercheurs qui travaillent sur le cancer dans le monde. Cela fait beaucoup de monde sur la même étude penserez-vous, alors pourquoi n'a-t-on toujours pas trouvé de quoi guérir de cette maladie ?

Ce n'est pas ainsi qu'il faut raisonner. Il n'y a pas "un" cancer, mais des variations infinies selon les organes, les cellules, les molécules concernées. Une cellule cancéreuse est faite de milliard de molécules dont beaucoup sont peut-être responsables des problèmes. Mais quelles sont-elles ? Depuis des dizaines d'années, des chercheurs scrutent chaque molécule ou chaque trou dans la membrane des cellules cancéreuses, et pourtant, nos connaissances sur le cancer n'ont pas encore suffisamment progressé pour dire que nous maîtrisons le cancer et disposons de moyens thérapeutiques sûrs. Nous progressons dans l'infiniment petit comme les astrophysiciens dans l'infiniment grand ou les explorateurs dans la forêt vierge. Chaque découverte d'une molécule ou d'une fonction cache autre chose sur lequel se branchent quelques autres nouveautés qui à leur tour retiennent quelques mois ou années de recherche qui montreront une nouvelle inconnue. Les molécules qui sont impliquées dans la maladie d'Alzheimer nous promènent ainsi depuis plus de dix ans. Comme la recherche des nouvelles planètes de notre système solaire nous balade dans l'infini du ciel. Tous les astronomes regardent en l'air, chacun dans sa petite année-lumière carrée pour espérer trouver une nouvelle planète, une supernova, ou un trou noir.

Quand on y réfléchit, c'est vraiment comme jouer au loto, car la chance de trouver quelque chose dans l'immensité de l'univers est bien mince.

Personnellement, je trouve que ces mots : "la destination du chercheur dépend de la route qu'il suit" collent parfaitement à l'esprit que nous avons quand nous préparons nos projets de recherche.

Alors, devant la foule qui se bouscule sur les avenues ou les boulevards tracés par les grands programmeurs de la recherche, certains, comme moi, empruntent des sentiers. C'est bien sûr l'aventure et le hasard. Rien n'est balisé. Vous vous plantez, vous tombez, il n'y a personne pour vous secourir.

C'est gagner ou mourir!

L'honnêteté a fait dire à des vrais savants comme Étienne Wolff (prix Nobel) :

« J'ai été orienté par le hasard et par le milieu vers la voie scientifique » (trois pattes pour un canard : Mémoire d'un biologiste, Paris, 1990). Quand on sait qu'il était d'abord un brillant philosophe...on se dit aussi qu'il est un exemple à méditer.

À propos de la mémoire des savants, et pour rappeler combien notre jugement amuse beaucoup les observateurs, notez ces citations :

Des chercheurs ont découvert que le chocolat produisait sur le cerveau des réactions similaires à celles de la marijuana... Ils ont aussi trouvé d'autres similitudes, mais ils ne s'en souviennent plus ! Matt Lauer (Extrait d'une interview sur NBC -1996)

Autre classique: Au fait! Savez-vous qui était Alzheimer? Moi! J'ai oublié.

Alors, quel est le point de départ d'une recherche ?

Est-ce le hasard ? Pasteur disait : "Le hasard ne favorise bien que les esprits préparés".

Pasteur ne jouait pas au loto, mais il avait trouvé gros. Pourtant les substances les plus utilisées dans le monde, la pénicilline, l'aspirine, l'insuline, la cortisone, qui ont valu des prix Nobel à leurs découvreurs, ont été trouvées par HASARD.

Ainsi, à défaut de voie de recherche toute tracée, nous devons lancer les dés et tenter un coup de poker. La réflexion collective sur un protocole se joue comme lorsqu'une équipe d'enquêteurs de la police cherche à qui le crime profite. Une équipe de recherche, avant le quitte ou double, suppute, compulse la bibliographie, vérifie et revérifie les hypothèses. Mais dans les combinaisons infinies des interactions de molécules ou dans le foisonnement ahurissant des réseaux de neurones ou dans les infinies variétés des éléments composant l'univers, vers où aller?

A priori, les combinaisons infinies assureront toujours de se mettre quelque chose sous la dent pour une publication, mais ce n'est pas en courant en zigzag qu'on avance tout droit vers un but (proverbe d'ivrogne).

Est-ce que le choix des recherches se fait comme pour le "big-bang"? Mis à part l'observateur qui devait sûrement être présent il y a dix milliards d'années (c'était peut-être un géant distrait qui avait oublié de fermer le robinet du gaz sous sa soupe) personne de vivant aujourd'hui ne sait ce qui s'est passé.

Comme on ne sait pas grand-chose, et que tout peut être possible, toute nouveauté tendant vers un milliardième de petit plus semble une découverte grandiose.

Des milliers de chercheurs tentent leur chance pour trouver chacun un de ses milliardièmes sur les grands thèmes. Ceux qui ont opté pour l'aventure ne craignent que peu la concurrence. Comme les vraies preuves appartiennent au passé, tout ce qu'on dira ou publiera ne sera jamais que pure hypothèse.

Le choix d'un thème de recherche peut se porter sur quelque chose que personne ne veut travailler parce que c'est anatomiquement mal situé, trop fastidieux ou rare. Là on a le choix.

Il suffit déjà de faire les poubelles des grands laboratoires. Eux choisissent des sujets porteurs, techniquement et financièrement, rapidement rentables. Leurs restes sont pleins de bonnes choses à digérer.

Ainsi, pour le sujet de recherche de mon équipe, nous avions choisi de travailler sur une partie du cerveau que tout le monde mettait à la poubelle il y a vingt ans. J'ai branché mon équipe sur ce morceau et nous avons trouvé des cellules que personne n'avait jamais décrites et qui, lorsqu'elles débloquaient, s'accumulaient en formant une tumeur. À notre suite, il y a eu 200 publications mondiales entre 93 et 2003. Ainsi, beaucoup moins de 100 chercheurs se sont branchés sur notre sujet.

Nous nous connaissons tous et nous surveillons mutuellement. Et là quand l'un d'entre nous trouve quelque chose de plus, nous en profitons tous. Nous avons tellement avancé que nous sommes en cours d'utilisation des cellules tumorales "transfectées" (transformées génétiquement) pour la synthèse d'aires cérébrales complètes, et plus tard pour refaire des cerveaux entiers pour ceux qui en manquent.

Nous avons déjà beaucoup de clients (comme ceux qui achètent un bout de Lune ou un morceau de terrain sur mars). Nous cherchons même comment passer au stade de fabrication industrielle de cerveaux dotés d'un Q.I au choix.

Désolé, mais c'est une blague ! Il faudra attendre si votre QI ne dépasse pas 70, aujourd'hui, je ne peux rien pour vous.

Croyez-vous que cela sera encore longtemps de la fiction? Les cellules existent, on les appelle des "cellules progénitrices de neurones", mais à ce jour, hormis quelques essais sur des rats, notre éthique nous interdit d'envisager d'aller plus loin. Rêvons pourtant aujourd'hui que l'on pourra dans 10 ans refaire un bout du cerveau lésé à un traumatisé crânien ou que cela permettra de marcher à quelqu'un présentant une blessure de la moelle épinière. Ce sera là un pas de géant dans le domaine de la chirurgie réparatrice.

La chance, ce grand atout des brillants chercheurs, nous l'espérons tous, quelle que soit notre façon de progresser. C'est à elle que sont dues bien des grandes découvertes, des progrès géants. Irène Curie et le hasardeux caillou placé dans un tiroir près d'une plaque photographique ou Pasteur et son laborantin pas trop méticuleux ont bénéficié d'un hasard; leur génie a été de savoir décrypter et exploiter les bienfaits du hasard.

Jeune lecteur éventuel, qui débutez dans la recherche, méditez cette phrase, elle doit guider une carrière de chercheur dans sa quête de la connaissance vraie.

"Ne négligez jamais une apparence ou un événement extraordinaire ; c'est généralement une fausse alarme, mais cela peut être une vérité importante." A. Fleming (1881-1955 ; prix Nobel en 1945).

Eh oui! Lui aussi avait eu de la chance avec sa moisissure.

On ne joue pas la recherche à coup de dés, mais quand le hasard apporte au chercheur un petit coup de pouce c'est comme une grande bouffée d'oxygène. Dans ce cas, la piste de la découverte et de l'aventure s'éclaire soudain. Nous fonçons, nous taillons, nous avançons vers de nouvelles données.

Un petit pas pour moi, un grand pas vers les grands budgets et d'autres découvertes.

Au fur et à mesure des progrès de nos travaux, il faut jouer des coudes, des poings, des publications, des relations, du piston, bref de tous moyens existant pour parvenir à l'ultime position, celle du haut de la pyramide. Là où tout le monde peut voir et admirer nos remarquables travaux. Mais que de luttes pour se faire reconnaître. Que de freins doit-on débloquer, et ils sont nombreux ceux qui débloquent.

La lutte s'applique autant à la défense du thème de recherche et qu'à celle de l'équipe de recherche. Que l'équipe soit petite ou grande, il faut défendre sa méthode, son point de vue, ses chercheurs, ses moyens financiers et même son matériel. C'est le fameux "panier de crabes" où celui qui ne dévore pas les autres sera dévoré par les autres.

Si on ne se sent pas la fibre "gagneur", on suit la cohorte des chercheurs qui suivent les directives des Grands Organismes de recherche qui se rangent eux-mêmes aux indications économico-scientifiques des experts conseilleurs, et pas forcément chercheurs, du ministère de la Recherche.

Au niveau national, ils définissent les thèmes des recherches prioritaires, donc celles qui sont l'occupation favorite des laboratoires de quelques "grands savants" dont l'avis est autorisé donc écouté.

Les mouvements de foule s'opèrent ainsi. Le chef d'orchestre de l'INSERM ou du CNRS dit : "jouez biologie moléculaire !", ceux qui veulent être dans le coup achètent vite fait de quoi faire de la biologie moléculaire. Puis quelques années après, le chef dit " jouez le cancer! " ; alors, 75 % des labos qui travaillaient sur les cors aux pieds se découvrent des aptitudes à provoquer un carcinome de l'orteil pour justifier des subventions. Le chef dit " jouer le génome ", 75% des labos dont le patron ou l'un des chercheurs a frôlé un chromosome s'aperçoivent qu'ils savent cloner des gènes et réaliser des "knock-out" (neutralisation de l'action d'un seul gène) ou des "transgènes" (modification de l'ADN d'un gène pour obtenir d'autres actions).

Seulement à ce jeu-là, chaque mouvement coûte très cher.

Si l'équipe ne peut pas suivre techniquement et si les compétences des gens trouvent leurs limites, il faut s'attendre à la dissolution de l'équipe. Et beaucoup de petites structures de recherche ont ainsi disparu au cours de ces dix dernières années parce qu'elles ont cru qu'il fallait suivre le mouvement du chef d'orchestre. Mais, pour bien jouer d'un instrument, il fallait déjà beaucoup de pratique, et cela ne s'acquiert pas en deux ans.

L'échec de Pasteur et de Sanofi dans la course au vaccin contre le virus covid-19 en est une triste illustration de l'appauvrissement de nos capacités à innover dans le domaine de la santé. Certes, il semble que certains chercheurs de nos organismes nationaux soient allés aux USA pour réaliser les vaccins utilisés en France, dommage que leurs capacités n'aient pas été mises au service de la France. Cela nous aurait évité de devoir acheter très cher aux labos américains des vaccins en partie mis au point par des chercheurs français…

Alors, comment se débrouille-t-on quand on ne suit pas le mouvement ? Cela est dur, car il faut convaincre que la recherche sur les troubles du développement du cerveau a tout autant d'intérêt pour la santé de l'homme que le cancer. Alors on rajoute une pincée de génétique pour s'approcher du mot sacro-saint-vénéré par les médias: "le génome".

Mais ce n'est pas forcément gagné. Il y a peu de temps, j'ai tenté d'améliorer l'ordinaire financier de mon équipe en frappant à la porte d'un organisme annonçant qu'il œuvrait pour la recherche sur les maladies génétiques. Nous travaillions sur les perturbations génétiques du développement du cerveau, pas sur le génome. Funeste erreur. Le mot clé étant absent, je n'ai pas touché un centime. Heureusement pour nous, d'autres fondations ne donnaient pas de subventions pour des mots, mais pour des découvertes.

Or dans le domaine complexe du financement des recherches, il est notoire que plus on dispose de financement, plus les organismes sont généreux. C'est à un point tel qu'il existe des recherches dites "alimentaires" qui ne servent qu'à fournir un volant financier et permettent d'appâter les généreux donateurs qui complètent utilement les crédits venant des grands organismes qui nous emploient.

Pour ce qui concerne les recherches du service URA CNRS-Inserm neurosciences que j'ai dirigées pendant plusieurs années, les subventions en complément des Contrats Européens m'ont toutes été attribués par la Fondation pour la Recherche Médicale Française*... Un tout petit peu par les organismes de recherche.

NOTE DE L'AUTEUR - *Fondation pour la recherche Médicale : Un organisme qui m'a financé pendant plusieurs années pour mes recherches en Neurosciences sur les anomalies du développement cérébral des enfants, l'autisme en particulier.*

Delphine Cortina, Responsable Relations Donateurs,
Tel : 01.44.39.75.76 Email : dons@frm.org

En gros, les apports financiers majeurs des labos de recherche viennent surtout des subventions tirées de contrats privés. Et là, nous rejoignons finalement l'organisation des labos anglo-saxons.

Ainsi les réunions de préparation de budget à Yale me paraissaient d'une grande simplicité par rapport aux patchworks financiers de nos labos. La totalité du financement demandé au NIH (National Institut of Health) et aux sponsors par l'équipe qui m'hébergeait était toujours colossale. Il comportait tout ce qui intervenait dans une expérimentation : le matériel acheté spécialement pour la série d'expériences, les consommables, les personnels recrutés en coût homme/journée, les animaux, les éventuels salaires des sujets humains volontaires pour être testés, le papier, les crayons.

Cela ressemble aux contrats classiques, comme les contrats européens, mais avec des zéros en plus sur les demandes. Une différence, en fin de contrat, le personnel s'évapore, le matériel est évacué, donné, jeté à la poubelle. Des appareils neufs seront achetés avec le prochain contrat. C'est à peu près la texture que l'on retrouve dans les contrats avec les entreprises, sauf que nous ne jetons rien en fin d'exercice.

Et les autres chercheurs, les obscurs, les sans-grades des petits laboratoires, ils dépérissent. Leurs recherches fondamentales, dont on dit qu'elles sont inutiles parce qu'elles n'entrent pas dans le programme musical du chef d'orchestre scientifique, périclitent faute de moyens, de personnel, d'intérêt pour les jeunes chercheurs.

C'est ainsi qu'on a quasiment enterré la biologie descriptive, la systématique animale ou végétale. C'est ainsi qu'on ne maintient en survie la biologie classique que parce qu'il a existé des "Rostand" ou des "Cousteau". C'est ainsi qu'on trouve encore des étudiants intéressés par l'astrophysique parce qu'il y a des gens comme Hubert Reeves, des passionnés, presque des marginaux (qu'ils m'excusent, c'est admiratif et non péjoratif). Ceux-là sont nos vitrines et même si nous ne sommes pas toujours d'accord avec leur réalité, peut-être par envie de ne pas être à leur place, nous ne pouvons qu'apprécier qu'ils maintiennent les médias et leur public fasciné sous pression.

Allez, comme le disait poétiquement Claude Bernard, l'un de nos meilleurs physiologistes du XIXe siècle:

"Les sciences sont comme un salon superbe tout resplendissant de lumière dans lequel on ne peut parvenir qu'en passant par une longue et affreuse cuisine". Si la "cuisine" d'Étienne Wolff était la préparation expérimentale, donc, l'expérience et l'observation, aujourd'hui, cette cuisine devient pour beaucoup une préparation de "soupe à la grimace".

On entrait en recherche en 1800 ou en 1900 comme on se faisait curé.

On entre aujourd'hui en recherche parce qu'on a cru aux mirages de notre enfance et une fois entrés dans la cuisine, on s'aperçoit qu'il y a tellement de vaisselle sale à nettoyer que l'on a plus le temps de faire le travail noble de recherche.

Je vous propose cette fable sur la recherche en France, car il me semble que l'esprit critique des chercheurs domine trop sur l'esprit créatif.

La recherche sur les mouches

Des savants ont greffé des yeux de mouche à quelqu'un pour voir comment les mouches voyaient le monde, notre monde; puis ils ont interrogé l'homme aux yeux de mouche pour enfin lever cette énigme. L'homme a voleté quelques instants en émettant un faible bzz, puis il s'est retrouvé collé au papier tue-mouche oublié là par un autre savant qui travaillait sur les produits attirant les mouches. Aie ! Bzz! fit l'homme aux yeux de mouche, vous me faites peur grands savants, vous êtes si nombreux dans mes yeux à facette que je ne sais lequel m'a demandé ce que je vois.

Cet homme mouche n'est pas intéressant, il réfléchit, dit le savant en claquant sa tapette à mouches sur la paillasse.

Alors, ils ont interrogé une mouche particulièrement intelligente? Difficile, les mouches, ce n'est pas très intelligent, on les trouve là où ça pue, et elles avancent toujours en faisant des grands et des petits cercles, donc en gros, elles n'avancent pas beaucoup! Mais quand on veut les attraper, elles se mettent à tourner très vite et c'est là qu'on les écrase contre une vitre.

Dans ce cas, comment pouvoir être sûr que toutes les mouches voient de la même manière, puisqu'on ne les attrape que quand elles sont mortes? Donc les savants qui disent qu'ils savent ce que voient les mouches nous font croire ce qu'ils veulent bien croire eux-mêmes

Et ça nous ramène à la question précédente: comment est-on sûr que tout le monde voit la même chose? Le monde des mouches est-il le même que celui des hommes?

Et comment en est-on sûr? On n'est jamais sûr de rien, en science c'est bien connu.

Alors, quand on dit que les savants savent tout, c'est faux! En fait les savants ne savent pas dire quand ils savent vraiment ou quand ils ne sont pas sûrs de savoir ou quand ils ne savent pas du tout.

Donc ce ne sont pas des savants, ce sont des diseurs d'histoires.

C- DÉCOUVREZ QUELLE EST LA PSYCHOLOGIE DU CHERCHEUR

Trois choses font un savant homme, la lecture, la conversation et la rêverie; l'une enrichit la mémoire, l'autre polit l'esprit et la dernière forme le jugement. Chevalier de Méré (Maximes)

Dans les moments durs d'un chercheur, fonctionnaire de surcroît, donc pas surmené par définition, on n'a pas le même regard sur les êtres et les choses.

L'appréciation dépend de la difficulté ou du plaisir du moment.

Une engueulade avec un subalterne se supporte mieux si elle survient le jour où l'on a obtenu une promotion. Le point-virgule oublié dans le rapport annuel d'activité prend une importance dramatique si on le découvre après une réunion houleuse où le budget du service a été amputé de 20 %.

Ainsi, tout étant relatif, l'activité, la progression scientifique et les états d'âme du savant n'obéissent pas à une règle stricte. Est-ce dire que les savants échappent à toute classification psychologique ? Sûrement pas ! Mais, le psychotype le plus fréquemment observé chez les chercheurs doit être l'immaturité, car les chercheurs sont toujours étonnés.

Ils sont étonnés de trouver quelque chose, étonnés de découvrir que d'autres chercheurs font la même recherche, étonnés d'arriver en fin de contrat sans avoir une seule publication de prête, étonnés que le monde entier ne connaisse pas leurs travaux importants sur les variations des nervures des ailes d'Odonates. Mais leur étonnement, lorsqu'il se transforme en curiosité, les mène toujours vers leur but, la découverte.

Un autre travers fréquent chez les chercheurs est l'égocentrisme. Ils voudraient tout, tout de suite et pour eux tout seuls ; ils sont jaloux et possessifs. Mais cela peut devenir pour certains un mode d'émulation dynamisant. Je le rappellerai souvent, mais il existe fréquemment une forme de puérilité accompagnée de candeur qui fait avancer les chercheurs sans a priori, sans arrière-pensée.

Chaque départ vers une période de recherche est toujours une occasion nouvelle d'étonnement, même si la date de fin reste indéfinie. Comme un gosse, le chercheur espère une grosse surprise au bout de l'effort et croit au père Noël jusqu'au bout.

Mais le chercheur n'aime pas ce qui l'enquiquine. Et l'administration du labo est une corvée pour beaucoup, avec son cortège de contraintes, de temps passé loin de la paillasse, d'absences pendant lesquelles on ne peut être aux côtés de son équipe. Le chercheur n'aime rendre des comptes que pour qu'on apprécie mieux ses recherches ou qu'on le console d'un échec.

Ainsi, comme les écrivains, les directeurs de recherche redoutent la page blanche.

Ils craignent le "creamen interruptus" (je viens de l'inventer en écrivant ici, car cela rappelle l'impuissance).

La page blanche, l'angoisse de l'écrivain, est aussi le rapport d'activité creux ou même vide pour un chercheur. L'interruption de la productivité, donc l'absence de publication. Or le chercheur, comme la poule, doit pondre régulièrement pour que cela lui fasse du bien

au début, c'est une contrainte et le petit docteur tout neuf préfère que ce soit les chercheurs confirmés qui s'attèlent à la tâche. Disons que cela déresponsabilise le jeune chercheur quand la publication est retournée pleine de corrections.

Avec le temps, la crainte des fautes de français et d'anglais s'estompe et le chercheur peut se mettre à couver puis à pondre.

Mais quand il n'y a rien. Quand le temps depuis le rapport d'activité précédent est passé et qu'il n'y a rien à dire, aucune publication, pas le moindre papier dans un journal local, alors là, une violente tempête s'annonce. Tous les membres de l'équipe rentrent la tête dans les épaules, regardent le bout des chaussures, évitent le regard étincelant du patron qui guette le ou les coupables. Quels sont ceux qui n'ont rien fait, qui n'ont même pas été capables de pondre un petit couplet, rien qu'une communication dans un petit congrès ?

Le fait est là. Il n'y a pas de quoi remplir un rapport!

C'est alors la mise en péril de la reconduction de l'équipe de recherche, du groupe, de l'université entière.

Il faut trouver quelque chose à mettre dans le rapport à tout prix. Imaginez l'instant de détresse monstrueuse du patron qui se voit jeter hors de ses murs, relégué hors la recherche, montré du doigt par ses collègues, mis au pilori dans la salle du conseil, lapidé par tous les bons chercheurs productifs.

Stop ! Là, il n'y a pas trop de risque. Que celui qui n'a jamais été en panne d'idée, qui doit attendre le lendemain de la date limite pour rendre les rapports, que celui-là me jette la première boîte de Pétri à la tête !…

Vous doutez que certains collègues ne résistent pas à cette pression. Et bien, tel Charles Vatel qui s'est embroché à cause de son rôti raté et de ses poissons en retard par erreur, il est des chercheurs qui s'imaginent ainsi dégradés, jetés en opprobre, lapidés par les foules déçues et choisissent d'en finir avec une vie qu'ils croient insoutenable aux yeux des autres. Qu'on se rassure, des chercheurs de l'université de Yale ont découvert en 2019 un marqueur de glutamate cérébral (mGLUR5) qui, s'il est en en excès, incite au suicide.

C'est heureusement rare et j'ai vu plus de dépressions de savants s'achever par du délire, des âneries ou des monstruosités. Ainsi, pêle-mêle, je citerai :

Mettre le feu au laboratoire pour masquer l'absence de résultats. Cela donne une bonne excuse.

On peut reprendre ses vieux résultats, les rafraîchir, changer les noms des co-auteurs et publier vite fait dans une revue quelconque. Le procédé se discute, mais après tout, si les experts ne connaissent pas vos travaux datant de dix ans, cela les regarde.

On peut fabriquer des résultats à partir de ceux des autres ou encore mieux, et cela, c'est le plus génial, inventer de toutes pièces des expériences, les publier et les faire passer pour vraies. Et là, il faut être drôlement gonflé, mais cela a été fait, rarement, mais fait tout de même. Le plus attristant c'est que c'est parfois passé dans des revues de haut niveau, et les experts n'y ont vu que du feu.

Donc, tout peut être bon pour ne pas être pris en défaut de production scientifique.

Imaginez cette dégradation à laquelle ne manque que le peloton d'exécution. Cela devient dramatique quand des départs de chercheurs provoquent une "fragilisation" de l'équipe. La dissolution prononcée par la direction de l'INSERM ou du CNRS tombe rapidement, telle une sanction. Et nous savons combien il est bien difficile de ressusciter une équipe défunte.

Dans l'une de ces équipes, le patron, dont je reparlerai dans un autre bouquin, car il a eu une vie riche d'embrouilles et d'imbécilités, s'est fait jeter dehors comme un malpropre. Il fut aussitôt remplacé par un jeune crocodile qui remit sur pied une équipe. L'ancien patron fut relégué dans un placard de 4 mètres carrés ; il tenta quelques sursauts sans génie, qui furent plutôt des spasmes précédents la fin, puis il fut recouvert peu à peu par les tonnes de litière des rats d'élevage qu'on ne savait plus où mettre. Il disparut. Fut-il dévoré par des rats ? Fut-il jeté à la poubelle avec la litière usagée ? A-t-il pris sa retraite? Nous n'en avons plus jamais entendu parler.

Il arrive aussi que le brillant directeur du laboratoire soit victime de la mésentente de ses propres chercheurs, victime de lettres anonymes ou encore victime de sa propre épouse qu'il avait trompée avec une étudiante.

L'un de ces patrons très brillants à une certaine époque, puis en pleine déchéance en fin de carrière proclamait :

"Personne ne touchera à mon équipe !".

Son équipe fut dissoute, malgré quelques discussions avec la direction du CNRS.

Il cria ensuite dans tous les coins de l'université :

"On me passera sur le corps plutôt que de toucher à mon matériel ! » Et le matériel fut dispersé. Et il vint encore dans le labo vide. Il s'asseyait dans son bureau dans lequel il ne restait qu'une petite table et un vieux fauteuil en cuir usé et racorni.

Ainsi, après quinze ou vingt ans de règne sur un laboratoire, cette destitution peut choquer. Après tout c'est une sorte d'amputation.

Elle fut fréquente au cours de ces dernières années, car le ministère incitait au recentrage des petites structures sur quelques gros départements.

Est-ce cela qui explique la situation de la recherche biomédicale qui faisait notre fierté il y a encore peu et se trouve « larguée » derrière les chercheurs anglais, allemands et américains ?

L'incapacité de nos chercheurs à créer une ou des molécules capables d'inactiver le coronavirus et de guérir les malheureux patients infectés me laisse pantois, moi qui pensais que la recherche en France était encore en tête de toutes les autres recherches mondiales!!

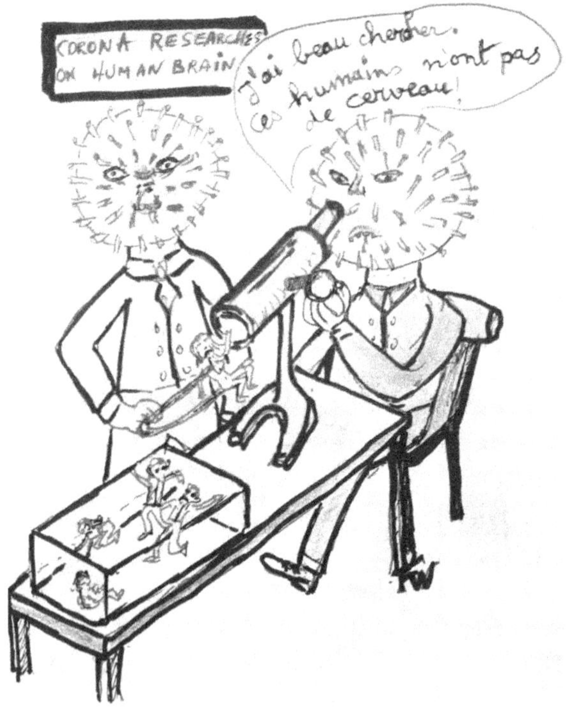
CORONA RESEARCHES ON HUMAN BRAIN
J'ai beau chercher. Ces humains n'ont pas de cerveau!

Après réflexion, il est peut-être mieux de laisser sa place avec honneur, après avoir fait tout son possible pour mener des recherches passionnantes avec des chercheurs passionnés, que de tenter le sabotage de son laboratoire face au déshonneur imaginaire.

Mais ce serait mal connaître la psychologie du directeur d'équipe. Il est dépositaire de son labo avec tout ce qu'il contient, hommes, femmes et matériel. C'est tellement vrai que certains pensent que même le budget leur appartient.

Pondre un rapport de fin d'année quand il n'y a eu que des choses ordinaires tient du miracle.

"Même s'il ne s'est rien passé aujourd'hui, écris-le" disait Cicéron. Encore faut-il avoir un petit talent d'écrivain.

Dans le monde de la recherche scientifique, et même littéraire, il y a très peu de vrais écrivains, même si parfois les rapports pondus chaque année sont volumineux, ils sont souvent creux et ennuyeux à pleurer.

Mais les recettes miracles n'existent pas. La panne de cerveau est parfois collective, et le *creamen interruptus* est contagieux au plus haut point.

Il y a des solutions que j'ai évoquées plus haut: gonfler les broutilles obtenues ces derniers mois, inventer des résultats, piquer des résultats d'autres équipes.

C'est souvent la première solution qui est le meilleur dépannage, car elle a le mérite de faire redémarrer la mécanique cérébrale en panne. Il faut alors réfléchir pour que le petit anatomo-machin-chose, le petit poil de truc, cité il y a pas mal de temps, mais oublié de tous soit bien astiqué, soigneusement décrit, remis au goût du jour, devienne le phare désignant notre équipe de recherche comme redoutablement efficace et active. Cela a au moins le mérite de montrer qu'à force de courir les résultats à tout prix on oublie d'analyser correctement les résultats antérieurs.

Quant aux autres solutions, disons-le, malhonnêtes, nous les refusons, car nous, savants, nous appliquons le principe sacro-saint: "science sans conscience n'est que ruine de l'âme" (Rabelais).

Mais nous connaissons tous des collègues dont la conscience n'a pas été dérangée en piquant des résultats. L'occasion est parfois trop belle pour certains experts de revues internationales. Si les résultats soumis à l'analyse préalable obligatoire à toute publication correspondent exactement à ce que l'expert a d'obtenu pour ses propres tests, qui l'empêchera d'opérer quelques prélèvements sur les résultats qu'il a sous les yeux pour compléter ses propres travaux ? Ensuite, on refuse le travail en argumentant qu'il manque des bricoles ou que les données ne sont pas assez précises ou qu'il aurait fallu prendre connaissance des autres travaux sur le sujet, qui ne sont rien d'autre que ceux de l'expert. Cela lui laisse juste le temps de creuser dans ses propres résultats et de se donner l'impression de mériter ce vol pour ensuite se justifier. De toute manière, l'anonymat des corrections est très souvent bien gardé.

Il y a heureusement beaucoup de correcteurs scrupuleux, honnêtes qui, en donnant des directives de corrections très précises, signent leurs remarques sciemment. Ceux-là font bien leur travail, car ils contribuent à tirer vers le haut la qualité des résultats.

Il n'est pourtant pas rare de faire les frais de telles pratiques peu honnêtes.

Je sais donc de quoi je parle, car j'en ai fait les frais à plusieurs reprises en sciences comme en littérature.

Je me refuse à de telles actions honteuses qui lèsent les chercheurs qui attendent de leur correcteur de publication des informations techniques fructueuses et non de se faire piquer son travail. Cela discrédite les chercheurs qui usent de tels procédés et cela lèse ceux pour qui la science est un engagement pur, sincère et sans faille.

La fraude va ainsi du simple pompage de quelques résultats pour se les incorporer discrètement dans ses travaux jusqu'à la ponction intégrale sur le dos des chercheurs confiants. Nous admettons mieux une conclusion trop hâtive erronée ou discutable que le détournement frauduleux des travaux des autres. De toute manière ceux qui se font pincer (il y en a de moins en moins, car cela coûte juridiquement très cher) jouent alors les vierges effarouchées en clamant leur innocence, la pure coïncidence, la méprise, la cabale…

Pour donner l'impression d'être très actif dans un labo, certains chercheurs s'agitent de manière grotesque, parlent très forts, critiquent très haut, d'autres remuent en tous sens comme des fourmis.

J'ai vu une chargée de recherche zélée, ronde comme une boule, rouler à une vitesse foudroyante dans les longs couloirs du campus, comme si la vie du laboratoire dépendait de sa vitesse. Des méchantes langues disaient que le patron chronométrait le temps qu'elle mettait pour aller chercher du matériel au magasin de chimie ou lorsqu'elle s'absentait du labo tout simplement. On dit qu'au retour, la chercheuse était enfermée dans la pièce d'expérience si elle ne revenait pas dans le temps prévu. Le chef n'ouvrait ensuite la porte qu'à 20 heures. Nous pensions tous que cela ne pouvait pas être vrai. Mais il était étrange de voir que tous les personnels de ce service vivaient à cent à l'heure comme si tous craignaient une prochaine fin du monde. Et bien lorsque la chercheuse a pris sa retraite, elle a confirmé que tout ce qu'on avait dit était vrai qu'elle avait été séquestrée à plusieurs reprises par le patron parce qu'il fallait absolument des résultats et qu'il pensait qu'en l'enfermant jusque 20 heures, elle trouverait des résultats intéressants.

Ce n'était pas un cas du genre, car j'ai entendu dire qu'un directeur de recherche, pour éviter que ses thésards ne perdent du temps en discutant ou en prenant la pause-café, les enfermait à clé et il ne les libérait qu'à heures fixes comme l'oiseau sortant du coucou.

Le triste de l'histoire est que les chercheurs enfermés devaient se faire à manger. Un jour, comme ils ne pouvaient pas aller à la salle de repos pour faire chauffer le repas prévu, ils ont utilisé le bec bunsen avec leur gamelle posée en équilibre au-dessus. L'ensemble a basculé, communiquant le feu à des bouteilles d'alcool restées ouvertes à côté, et ainsi de suite. Bilan, tout l'étage a brûlé, soit 800 m2 de labo plus le mien au-dessus qui a subi des dommages et environ 200000 € de dégâts. La fumée était tellement épaisse que les pompiers ont retrouvé le patron évanoui dans son bureau. Il a fallu deux heures de caisson hyperbare pour le ranimer.

Un comble, il y a quelques années, l'état était « son propre assureur ». Formule ridicule qui voulait dire que si le matériel de recherche était dégradé ou fichu accidentellement, il n'y avait pas d'indemnisation. Il faut attendre le bon vouloir des agents comptables pour récupérer un peu d'argent. Cela pouvait prendre un ou deux ans. Puis le matériel était commandé. Le temps de recevoir les devis, tout avait augmenté de 20% et les petits crédits de dépannage qui devaient permettre d'oublier l'incendie ou la rupture de canalisation s'avéraient insuffisants pour se rééquiper.

Moralité : si vous voulez enfermer vos thésards, assurez-vous qu'ils n'ont que des sandwiches.

J'ai vu aussi des chercheurs dépenser plus d'énergie à écrire des lettres au Président d'Université, au Directeur du CNRS, au Ministre de la Recherche pour se plaindre de leur patron, de leur manque de moyens, de leurs insuffisances criantes à faire de la recherche, qu'à user leur plume pour publier leurs travaux.

Un de ces chargés de recherche, que j'ai vaguement côtoyé, avait écrit plusieurs lettres anonymes au ministère. À la troisième, le service compétent a envoyé une commission d'enquête qui n'a abouti à aucune sanction. Il se trouve simplement qu'un jour où je passais au quai Anatole France (alors siège de la direction des sciences de la vie), on m'a demandé qui était ce monsieur X, qui avait été reconnu par son écriture si particulière qu'il utilisait dans ses correspondances habituelles avec la direction de la recherche et qui avait écrit les lettres anonymes avec la même écriture.

Il nous est souvent arrivé de dire, pendant une conversation entre chercheurs :

"Mais au fait, ce gars-là, qu'est-ce qu'on va pouvoir lui donner à chercher ? Sa thèse était minable !",

"Au fait sur quoi travaillait-il ? Il vient de prendre sa retraite, mais on ne lui connaît aucune publication."

"Au fait ! Avec qui travaillait-il ?",

" Est-il possible que ce chercheur soit resté oublié pendant 10 ou quinze ans ?".

Vous croyez que je fantasme.

J'ai côtoyé 5 ou 6 exemplaires de ce type.

Ce qu'on pouvait prendre pour de la réflexion intellectuelle était en fait une lenteur et une mollesse maladive que ces gens exploitaient savamment pour leur avantage. Ils vivaient environ dix fois plus lentement que nous ! Et ils arrivaient à la retraite dans un anonymat scientifique total.

À l'inverse, il y a des laboratoires de recherche regorgeant de bouillonnants cerveaux.

Certains font d'ailleurs beaucoup de bulles.

Ce sont des enquiquineurs du style :

"Je suis pour tout ce qui est contre, et contre tout ce qui est pour ! » Ils passent leur temps à critiquer, à cancaner, à déblatérer, à déverser une bile inépuisable élaborée à la suite d'un nombre incalculable de crises de foie provoquées par l'envie, la jalousie, l'agacement que les autres en fassent de trop…ou pas assez et réussissent mieux qu'eux.

C'est vrai qu'il y a de tels chercheurs envieux.

Envieux de la réussite des autres, envieux du succès immérité, bien entendu.

Ils sont envieux de ne pas être plus grands ou plus gros ou plus riches.

Alors certains usent de moyens divers pour mettre leur grain de pinaillage dans les engrenages de plus en plus mal huilés de la gestion des laboratoires.

Ainsi, certains collègues enviant le matériel difficilement obtenu par leurs collègues, peuvent profiter d'une nuit obscure où la porte du service a été mal fermée pour venir "piquer" du matériel ou des animaux d'élevage. Eh oui, cela se fait ! Une souris mutante dotée de troubles génétiques proches de la maladie de Parkinson par exemple vaut une fortune et de toute manière c'est une mutation très délicate à obtenir. Alors, pourquoi payer du personnel, perdre du temps alors que cet idiot d'à côté a eu la chance de pouvoir obtenir les transgènes (note de l'auteur : des animaux dont quelques gênes ont été modifiés en bricolant leur ADN) dont rêve l'envieux pour faire quelques essais.

Quelle terrible constatation, le lundi, quand le technicien chargé de l'élevage découvre des animaux morts et qu'en comptant, car il faut tenir un cahier de comptabilité des naissances, entrées, sorties des animaux d'élevage, vous en trouvez 50 manquants. Des semaines ou des mois de travaux partent à l'incinérateur.

Et, bien entendu, personne n'a rien vu, rien entendu. Même en questionnant les souris survivantes, rien à faire, elles se taisent…On a bien des soupçons, mais le mal est fait…

Dans le même genre, imaginez que vous êtes M. Malin, Directeur de Recherche. Vous voudriez bien acheter un microscope confocal pour faire des évaluations de mouvements d'ions magnésium dans des neurones.

Vous ne pouvez pas demander 100 000 euros de matériel pour vous seul à la fondation de la Recherche Médicale car cela a peu de chance de marcher.

Vous trouvez alors aisément un collègue candide à qui vous faites miroiter des travaux superbes avec un microscope comme celui-là.

Le naïf va cosigner la demande de subvention sans remarquer que le contrat implique que c'est le cher collègue Malin qui recueillera le matériel dans une salle qui lui appartient. L'équipement arrive un an plus tard. Il est placé le lundi dans la salle prévue par M. le professeur Malin. La salle reçoit une grosse étiquette : "salle d'observation histologie". On passe ensemble deux ou trois heures à regarder ce merveilleux matériel, à évaluer le futur travail possible. Mais c'est trop tard !

Le mardi, la pièce est fermée à clé, et M. le professeur Malin part en congrès à Honolulu pour 15 jours. Plus de clé ! Bah ! C'est un oubli du cher collègue, pensera le collègue candide.

M. Malin revient de mission, bien bronzé.

Le candide espère avoir la clé pour exploiter son achat.

Que non! Le professeur Malin, explique très sérieusement au candide que du matériel comme cela, tout le monde ne peut pas aller bricoler dessus. Il faut un technicien assermenté et rémunéré qui demandera la clé au Directeur, quand celui-ci sera là. Ledit technicien restera à disposition des usagers le lundi de 16h30 à 16h45. Et le tour est joué. Le pauvre candide n'a plus qu'à remballer ses rêves expérimentaux. Il a signé pour perdre une opportunité de budget au profit d'un mariole, qui se servira sans aucun scrupule du matériel acquis en commun.

Vous croyez que j'exagère.

Que non! J'ai aussi de multiples exemples dans lesquels le mariole Directeur a changé la serrure de la porte du service pendant le week-end pour empêcher les autres collègues d'utiliser le matériel commun.

Cela est arrivé à un nombre incalculable de chercheurs à qui le patron a brutalement décidé de faire la tête et de priver ses chercheurs de leurs outils. Personnellement cela ne m'est jamais arrivé, mais mes recherches m'ayant amené à faire beaucoup d'universités européennes, certains chercheurs m'ont fait des confidences sur leurs malheurs lorsqu'ils furent victimes de responsables de recherches sans scrupule.

Y a-t-il un recours ? Aujourd'hui sûrement. Il y a vingt ou trente ans, ce n'était même pas envisageable.

Il y a 20 ans, des chercheurs en difficultés avec le patron étaient virés, installés dans le couloir, ou dans les toilettes, et ne pouvaient rien faire d'autre que de demander au Doyen ou au Président d'Université un endroit décent pour pouvoir travailler. Travailler avec quoi ? Ils étaient dans un placard sans équipement alors, la seule voie de secours était de changer de labo ou d'université, ce qui n'est pas insurmontable pour le chercheur qui veut absolument sortir de son placard et reprendre la recherche.

Car il s'agit bien là de possessivité égocentrique.

Certains directeurs sont responsables des personnes et des biens de leur équipe jusqu'à opérer un transfert de possessivité.

Ils confondent alors leurs biens propres et ceux du CNRS. Quand ils parlent de leur équipe, c'est "mes chercheurs, mes centrifugeuses, mes techniciens, mon armoire". La fusion peut être totale.

Notez que cela est ressenti ainsi par les esclaves chercheurs du patron. Entre chercheurs on ne dit pas à un autre chercheur « sur quel travail es-tu en ce moment ? », mais « tu es dans l'équipe de quel patron ? » ce qui informe a fortiori sur la nature des recherches puisque tous les gens d'une même équipe travaillent a priori sur le même thème.

Ainsi, le jour où ces directeurs quittent leur labo, ils embarquent tout. Tout était à eux, il ne faut rien laisser au successeur, il faudra qu'il rame lui aussi.

Il y eut ainsi des départs accompagnés d'un camion de déménagement de 40 tonnes, car les chercheurs mutants vont s'installer dans leur nouvelle affectation avec tous les meubles que la fac ou l'INSERM leur avait mis à disposition dans leur ancien service. Certains directeurs de recherche emmenaient aussi le personnel chercheur ou technique, et parfois même se mariaient avec ledit personnel pour simplifier la procédure d'embarquement. Bref, tout est vidé.

Peut-on imaginer une situation plus déprimante pour le nouveau collègue, plein d'entrain et de bonnes intentions de recherches et qui trouve à son arrivée des locaux vides ? Bonne âme, l'Attila des labos a peut-être tout de même laissé un fauteuil en cuir un peu branlant et une table d'écolier et un ordinateur Goupil des années 1980.

Remettons bien les choses au point, rien ne nous appartient en réalité, même pas nos découvertes. Les brevets et les inventions mis au point dans le cadre des laboratoires publics appartiennent à l'organisme gestionnaire. Mais ceux qui ont été assez gonflés pour vider un labo des 10 bureaux, des 50 chaises, des armoires et des ordinateurs, savent combien l'administration est tellement peu réactive qu'il ne leur arrivera rien.

Quelqu'un du CNRS va peut-être timidement demander le retour du matériel pour que le successeur trouve au moins une chaise. En fait, le successeur a intérêt à se racheter tout de suite son matériel, car il ne récupèrera rien. Et le CNRS paiera ainsi inutilement du matériel pour la nouvelle affectation, car le directeur voleur et culotté demande du matériel neuf en plus de celui qu'il a embarqué, et l'Université ou le CNRS devra payer du matériel au nouveau directeur dont les locaux ont été vidés.

Croyez-moi, ce ne sont pas des situations rares.

À mes débuts en recherche, l'un de mes maîtres en recherche disait des gens avec qui nous travaillions qu'ils vivaient comme dans un "panier de crabes".

C'est vrai que les centres de recherche forment une sorte de vivarium dont je donnerai plus loin quelques exemples. Il est fortement conseillé de marcher avec précaution dans cette cage aux fauves, comme Indiana Jones marchant dans une fosse au serpent.

Un conseil au nouveau chercheur, évoluez avec crainte et circonspection dans vos débuts dans le métier ! Comme ce premier maître initiateur était un jeune et brillant cerveau, une grande gueule, et qu'il avait déjà une grande renommée scientifique, je l'ai cru et j'ai suivi ses conseils.

Panier de crabes ou fosse à serpent.

Ainsi, un laboratoire est un vivarium pour humains chercheurs.

La vie d'un laboratoire de recherche ressemble parfois à une termitière. Je dis cela à cause des jeunes chercheurs mal payés et précaires qui sont les « intermiteux (lisez un termite) » de la recherche.

La future loi de programmation pluriannuelle (LPPR) de 2020 inquiète les jeunes chercheurs, car s'il y a une promesse de meilleure rémunération il y aura moins de postes proposés, c'est-à-dire que de 3500 emplois, le nombre de postes ouverts aux jeunes chercheurs passerait à 1600. 30% des enseignants chercheurs de l'université sont des contractuels ou des attachés temporaires d'enseignement et de recherche. Ainsi, ces jeunes entament leur période postdoctorale dans une incertitude totale sur leur avenir.

L'analogie avec la vie sociale de cet animal, le termite, est assez correcte, au moins en ce qui concerne la taille de la tête par rapport à celle du corps, et aussi parce que tout le monde bouge dans tous les sens de manière apparemment désordonnée.

Remarquez que dans ces cas rares où tout le monde bouge dans le même sens, c'est surtout pour manifester dans les rues.

Cela ressemble à des séquences de "Quand la marabouta gronde" et cela fait un peu peur d'entendre ces blouses blanches crier en s'agitant. Oui ! Peur que cela se termine pour les chercheurs comme dans le film.

Peur aussi d'imaginer que ces gens-là, qui s'agitent et qui braillent, travaillent aussi pour trouver des médicaments pour guérir des maladies mentales. Ils n'ont pas essayé leurs médicaments sur eux-mêmes sans doute !

En bon scientifique, mon réflexe a toujours été de chercher ce qui provoque l'agitation dans une équipe, de comprendre ce qui l'entretient, quelle est la source d'énergie, vers quel but tend l'agitation, combien de temps cela va durer.

Voilà une occupation distrayante, quand tout a « foiré » dans les expérimentations. Au moins, cela permet de se maintenir en forme. L'observation sur le comportement des chercheurs doit se faire sur des sujets sains des deux sexes, non volontaires en général, ignorants qu'on les observe de surcroît, de niveaux différents, car les modalités de dépense d'énergie pourraient être liées à la position dans la hiérarchie.

Notez que de telles observations étaient aisées il y a quelques années. Elles sont aujourd'hui soumises à une autorisation que l'on obtient du comité d'éthique médicale afin d'éviter de traumatiser les chercheurs en plein effort.

Il y a en effet des risques importants pour les expérimentateurs, car ils sont considérés comme des éléments étrangers au groupe. L'observateur consciencieux peut subir par exemple de violentes réactions de rejet, être l'objet de manifestations agressives, haineuses, dangereuses. Il faut en effet se méfier des pinces acérées de certaines « termiteuses » de conférence qui peuvent tenter de décapiter un observateur et surtout un directeur.

Observer des chercheurs est un travail très délicat proche des examens cliniques. La différence tient dans le fait qu'en recherche clinique, les sujets sont volontaires (et payés) alors si j'examine les chercheurs, ils ne seront pas d'accord ou il faudra les payer.

Cela peut demander des mois et des palabres complexes.

Tel chercheur partant un jour donné pour être sujet peut se rétracter en quelques heures, ou encore pire, son caractère peut changer fondamentalement en quelques instants, et il peut même disparaître sans prévenir.

Or chercher un chercheur qui ne tient pas en place peut relever de l'exploit. Inversement, le chercheur peut rester longtemps sans rien faire et s'agiter brusquement à l'approche d'un responsable de recherche. Il est ainsi bien difficile d'isoler un individu pour l'observer quand on ne peut pas prévoir ses mouvements. Mais tout se passe comme dans une termitière, car un individu ne représente pas grand-chose sans ses congénères. D'autre part, dès qu'on donne un coup de pied dans la termitière de la recherche, les individus qui la composent, même s'ils paraissaient bouger en tous sens sans cohérence, s'organisent en quelques heures pour reconstituer leur environnement protecteur.

UN DIRECTEUR DE RECHERCHE DOIT SAVOIR CHERCHER

"Ainsi en toutes choses, malheur est parfois bon.
Vous aussi Maître Jacques par là aviez raison
Qui voyant de son sein s'éloigner ses chercheurs
Trouva juste et bien de leur chercher rancoeur.
Menaces et grands cris, hurlements de fureur,
N'étaient pas parvenus à convaincre leurs coeurs.
Alors songeant sans doute qu'un piètre directeur
Doit savoir quand il faut jouer les saboteurs,
Maître Jacques sonna chez son grand fourbisseur,
L'avisa aussitôt de tous ses grands malheurs,
Raconta ce qu'il put sur ses chers serviteurs,
Les enfonça si bien qu'on les voyait chômeurs.
Il en dit et fit tant devant les examinateurs
Que ceux-ci ne surent plus ce qu'il y a de valeur
De croire plutôt un âne ou bien un directeur.
Ils tranchèrent sèchement sans chercher de couleur,
Renvoyèrent Maître Jacques à sa place, sans honneur,
Et disséminèrent au loin tous les pauvres chercheurs.
C'est ainsi que le Maître, croyant faire son bonheur,
Ne fit que perdre ceux qui faisaient sa gloire
Et se retrouva seul dans son laboratoire."

(Extrait de : "100 conseils pour devenir un directeur de laboratoire et le rester", 1984)

Un moment intéressant pour étudier le comportement des chercheurs est certainement celui des réunions diverses, nombreuses et plus ou moins utiles qui interrompent nos chères recherches (parfois même très chères).

C'est vraiment un bon moment d'observation que ces réunions et ces commissions et ces forums. Le meneur de débats sait d'avance où il vaut emmener tout le monde. Ce ne seront pas les dormeurs du fond, qui sont venus là pour éviter d'être dérangés par les collègues quand ils dorment au labo, qui troubleront les débats. Du moment qu'ils ne ronflent pas ! Ils ne seront pas dérangés.

Pour ne pas sentir la perte de temps, les autres essaient de dire quelque chose.

À partir de là, des clans se forment.

Il y a le clan de ceux qui suivent fidèlement les positions du président de séance.

Il y a le clan de ceux qui viennent pour contrarier le Président et ses inféodés.

Et entre les deux, on verra encore le groupe de ceux qui suivent les joutes entre les deux clans auxquels ils n'appartiennent pas. Dans ce groupe, les gens s'animent comme dans une fête de la bière, et balancent tantôt vers l'un, tantôt vers l'autre. Ils n'ont pas d'avis, surtout pas. Émettre une opinion, cela peut coûter une carrière, cela peut faire rentrer dans une sous-commission enquiquinante qui fera louper les matches de foot ou les soirées en famille…

Donc en gros, le débat se déroule comme un dialogue entre le Président, qui veut faire passer son programme, suivi par ses collègues et les béni-oui-oui, et en face, deux ou trois opposants. L'avis des autres indécis, quand ils en ont un, fera plus vrai pour le compte rendu, et de toute façon ils étaient minoritaires et ceux du fond ne se sont réveillés qu'au moment du vote...Et comme ils n'ont rien compris au débat, ils votent n'importe comment.

J'ai assisté régulièrement à des représentations d'un tel grand cirque dans mon laboratoire.

Là ! C'est moi qui suis le chef !

Pourtant, en préparant l'ordre du jour, l'angoisse m'a bien souvent noué les entrailles. Je me pensais alors comme l'a fait Jules César envahissant la Gaule :

"Ils sont tous fous et je suis leur chef !".

Un bon moment de franche rigolade, pour ne pas dire une collection d'âneries où les chers collaborateurs énumèrent leurs problèmes, presque toujours mineurs. Il y a des explications oiseuses pour justifier l'absence de publications. On évoque les collections d'appareils en panne ou des soudaines épidémies de mortalité des animaux. Certaines de ces réunions ne font rien avancer de fondamental dans la vie d'une équipe puisqu'on attend de dresser un bilan des travaux et que cela revient souvent à faire le bilan des ennuis.

On se sent comme le hamster en train de pédaler à vide dans la cage à écureuil pendant que les congénères le regardent avec les yeux vides. Exit les brillants cerveaux.

On se répète :"Ils sont tous fous et je suis leur chef !"...

Les déboires des chercheurs font le bonheur des désoeuvrés qui, perchés sur leur haut tabouret, épient et fondent sur les pépins de leurs collègues pour s'en gargariser à plaisir, à défaut de pouvoir se démener pour mener des travaux intéressants.

Une aventure étrange survint à l'un de ces mandarins, psychiatre de surcroît. Des collègues étudiants me l'avaient racontée lors d'une réunion sans fin et sans but, mais comme c'était plutôt comique cela avait détendu l'atmosphère. Cet épisode bizarre, qui pourrait être vu sans rapport avec ce que je suis en train de vous expliquer, a failli coûter la vie à ce "patron". Pour faire court, un jour, ce psychiatre roulant dans sa voiture de sport heurta un cheval fou qui traversait l'autoroute. Nous avions pensé que le cheval voulait un rendez-vous avec le psy, mais l'animal fut tué et le psy hospitalisé avec un traumatisme crânien…

Cela a fait beaucoup rire les gens de l'équipe du chef à cause de l'étrangeté des faits et parce que c'était un chercheur un peu fada, souvent à côté de ses pompes, au point qu'on pouvait se demander comment il était devenu Professeur, de psychiatrie de surcroit. L'homme avait d'ailleurs beaucoup amusé ses chercheurs avec ses frasques, ses traits d'humour, ses comportements folkloriques avec les étudiants, jusqu'à ce qu'ils connaissent diverses aventures personnelles et d'autres démêlées de recherche clinique très peu amusantes qui l'ont amené devant des commissions plus ou moins disciplinaires à plusieurs reprises.

Oh, ce cher Maître n'était pas un foudre de recherche ni de pédagogie, mais il était, du moins dans ses premiers temps de directeur de recherche, un type sympa, très ouvert.

Il était à l'opposé du "Grand Patron" inabordable, du genre de celui qui se trimbale dans les amphis, encadré par un troupeau d'assistants et d'appariteurs qui restaient au garde-à-vous pendant que monsieur le Doyen ou Monsieur l'Académicien nous distillait un savoir à consommer avec modération. Les assistants restaient après le départ du patron pour proposer aux étudiants béats d'admiration son dernier ouvrage à un prix exceptionnel.

Mais c'était avant 68 direz-vous ! Pas du tout, c'était vers 80. Et j'ai quelques exemples de jeunes collègues des années 90 qu'on peut qualifier de « mandarins ».

Un tel spécimen "pontifiant" cultive l'apparat pour maintenir la distance incommensurable qui sépare le petit peuple universitaire de l'homme de savoir.

Des professeurs comme ceux-là, j'en ai vécu plusieurs dont les plus savoureux ont croisé mes allers et venues à travers le monde lorsque je tentais de me faire une place dans les Neurosciences.

L'un, par exemple, était un Maître fabuleux, Professeur de médecine, auteurs de travaux fondamentaux sur l'activité cérébrale, sur le sommeil, sur l'épilepsie, etc.... Je l'ai côtoyé tous les jours à la Pitié-Salpêtrière pendant des mois. Mais il passait à une vitesse telle que je n'ai jamais eu le bonheur indescriptible de saisir un bon mot de ce maître.

De toute façon, il volait tellement haut qu'il devait me voir tout petit.

Tout ce qu'il faisait était rapide, ses cours, préparés par ses assistants, étaient soigneusement rangés sur une longue table, cours du lundi, mardi, etc. décalés chaque jour par la secrétaire pour éviter les confusions. Il arrivait à 7h 59 pour son cours de 8h00. Les assistants étaient au garde à vous. Il empoignait son cours du jour sans un mot. Je ne l'ai pas connu plus à ses retours de cours, car il y avait généralement une telle cour d'internes et de chefs de clinique pour lui cirer les pompes et lui passer de la pommade qu'on ne pouvait pas l'approcher. Mais un jour, un de ses assistants, mal noté par le Maître, décala la ligne des feuilles de cours. Le Maître commença son baratin dans l'amphi et soudain il entendit des exclamations et des rires des étudiants qui venaient de comprendre l'erreur. Le cours s'arrêta et le Maître rentra furieux au service pour enguirlander sa secrétaire, mais tous les assistants se déclarèrent coupables... Et à partir de ce jour, les feuilles de cours restèrent dans le bureau du Patron jusqu'à l'heure du cours.

Son départ en retraite se fit aussi très vite, car il ne voulait pas qu'on s'aperçoive qu'il allait s'arrêter. Il laissa une situation de conflit entre ses anciens élèves candidats à sa succession à la tête de son énorme laboratoire.

Je ne suis même pas sûr qu'aujourd'hui tout soit réglé.

Je pourrais parler aussi longuement d'une grande dame, professeure aussi, grande en taille et dont l'aura scientifique était indéniable. C'était un autre géant de la recherche sur le cerveau. Mais à son caractère très distant et hautain s'ajoutait un côté psychotique atroce. Les couloirs de l'Institut de recherche sur lequel elle régnait sans partage résonnaient tous les jours de ses cris, de ses vociférations, de ses injures parfois proférées à l'encontre des assistants qui faisaient trop de… ou parfois pas assez…ou qui était au mauvais endroit sur son trajet. Mais on se contentera de retenir qu'elle avait un sacré caractère. Mais ce fut une tête chercheuse extraordinaire qui a laissé son nom à l'identification des voies de la douleur et la localisation de la douleur thalamique. J'ai eu l'honneur de travailler à ses côtés pendant quelques mois et ce fut en la regardant travailler que j'ai pu progresser dans mes propres recherches sur les anomalies du développement du cerveau chez l'enfant.

Elle était un mandarin ? Mais il n'existe pas de féminin d'une professeure dominante, serait-ce une « mandarine » ?

Le mandarinat, c'était cela ! Mais est-ce qu'il était utile de rabaisser si bas la valetaille étudiante, assistante et technicienne pour rester au sommet entouré d'esclaves soumis et laborieux.

Je pense que comparativement, d'autres grands maîtres internationalement connus ont vécu, travaillé, pensé à mes côtés. Ils m'ont laissé un souvenir idyllique de la recherche. Ils m'ont répondu lorsque je les ai interrogés, ils ont partagé mon repas ou m'ont invité à leur table, voire même, ils se sont mis en short pour jouer au basket avec quelques-uns de leurs chercheurs.

Ces Professeurs-Directeurs d'équipe invitaient pour un lunch du dimanche tout le personnel du service chez eux. Nous étions 100 ou 150 avec notre petite assiette en carton à traverser la cuisine du patron pour aller se chercher de quoi manger et nous discutions au passage avec les dizaines de chercheurs de toutes provenances. Tout en grignotant des carottes crues, nous abordions des problèmes liés à l'exploration cérébrale chez un épileptique ou un parkinsonien. Donc, nos recherches ne s'arrêtaient pas à la porte du laboratoire, elles s'actualisaient, se rectifiaient, s'adaptaient au gré des discussions loin des paillasses.

Je n'ai pas connu cela en rentrant en France après mes séjours américains. Pour discuter avec les chercheurs du service, il faut les réunir de manière formelle. Hors de question d'inviter chez soi ou au restaurant, certains refuseront de venir partager quelques instants hors recherche argumentant que c'est de la démagogie…

Démagogie, direz-vous ! Non, même en volant très haut, ces hommes qui dirigeaient de très gros services n'hésitaient pas à se poser près de nous pour faire sentir leur présence bienveillante et répondre à nos questionnements.

Il y en a en France.

Mais de ceux-là on leur reproche de ne pas avoir assez de « poigne » avec leurs chercheurs. Mais après tout, si la production intellectuelle est bonne et si des résultats notoires tombent, pourquoi se comporter en « peau de vache » et terminer sa vie de recherche comme « peau de chagrin ».

D- LES DÉBUTS DU CHERCHEUR OU COMMENT APPRENDRE À PRENDRE LA TÊTE DE L'ART

La contemplation donne l'initiation. Alexandre Pothey.

Je souhaiterais évoquer dans ce paragraphe les premiers pas tremblants et hésitants du tout frais diplômé de maîtrise qui s'inscrit à un diplôme d'études supérieures (DEA) et qui rêve de servir la recherche parce que c'est sa voie (au début, c'est sa joie).

Deux ans après, dira-t-il encore :

"J'aime servir la recherche et c'est ma joie!", ou sera-ce: "je cherche la recherche que j'aime et c'est pas la joie!" ?

Toujours est-il qu'au cours de la licence ou de la maîtrise, notre jeune disciple a frôlé la connaissance scientifique. Il a bu quelques gouttes du jus de la recherche. Il a découvert les visages épanouis de bonheur des chercheurs que nous sommes et cela l'a incité à entreprendre cette aventure à son tour…

Car, c'est une aventure dans l'acception du terme.

Tel le disciple de l'inventeur hilarant d'une bande dessinée, le thésard devient ce disciple béat, contemplatif.

Pendant la première année de thèse, il croit. Il travaille très dur, pour un avenir qu'il ignore. Il expérimente pour le compte d'un directeur de thèse qui fait des heures supplémentaires d'enseignement, et "qui n'a pas le temps aujourd'hui, mais, peut-être la semaine prochaine" de regarder les résultats, et le brave doctorant continue de croire.

À partir du moment où il signe son engagement dans une thèse (voyez :"la charte des thèses", Annexe 3) il s'engage aussi à un total respect et à l'obéissance, ou à l'obédience, vis-à-vis de son directeur de recherche. Il doit se dépersonnaliser, adopter une attitude scrutatrice, dubitative, interrogative, expectative et béatifiante. En un mot, il commence par suivre "bêtement" ce qu'on lui dit de faire. Comme il est sur un nuage touchant la haute stratosphère, au pied de l'Olympe des Dieux de la Connaissance Scientifique, il ne voit rien que la paillasse, les instruments et tous les chercheurs mûrs affairés à chercher. Il devient un contemplatif pendant les trois ans que dure son initiation à la recherche. Vous allez comprendre pourquoi j'utilise le terme « contemplatif », car le thésard va connaître une vie monacale. Il vivra peut-être sans boire, sans manger, sans dormir, sans… rien, car plus de copain ou de copine pendant trois ans, pas de samedi ou de dimanche. Et puis on lui fait faire un peu d'enseignement, et puis s'il est déjà médecin, il se tapera les gardes du week-end à la place du patron. « Cela vous fera de l'argent de poche », lui a dit ce dernier. Cela durera trois ans, peut-être un an de plus. Ce sont les experts de l'école doctorale dont dépend le thésard qui décideront de donner l'autorisation d'imprimer ou « *imprimatur* », donc de pouvoir enfin soutenir la thèse.

On peut proposer au thésard débutant un sujet plat, délirant, énorme ou incertain, il démarrera avec entrain.

Ainsi, un sujet proposé ressemblait à une fable intitulée "les cellules d'abeilles", et il avait d'ailleurs des bases réelles. Il fallait expliquer le pourquoi des cellules hexagonales et pas rondes!

Le directeur de thèse qui avait proposé ce travail à un thésard a insisté pour que l'étude ridicule sur les cellules d'abeilles soit faite, malgré notre avis négatif.

Bilan : des mois perdus pour le doctorant, et un dégoûté de la recherche en plus. Je n'ai jamais revu ce malheureux.

Je n'ai jamais recensé les thèses en "cul-de-sac" dans lesquels s'empêtrent de valeureux thésards. Mais j'ai eu connaissance de beaucoup de propositions de travail sans intérêt ou de sujets qui ne menaient pas assez loin pour tenir un jeune chercheur en haleine pendant au moins trois ans.

Certains "maîtres de stages" semblent s'amuser quand ils proposent des sujets.

Par exemple, et "vu à la Télé", ce travail sur les projections fécales du manchot. Dans cette recherche deux jeunes chercheurs allemands ont étudié la distance de projection du caca de ce délicat petit animal qu'est le manchot. C'était une étude balistique savante tenant compte du diamètre de l'orifice de départ, de la viscosité des produits, de la pression d'éjection (60 kPascal, soit 5 fois celle de l'homme). Là, il y avait du Nobel dans l'air, ce que l'on appelle le Ig Nobel décerné à la recherche la plus farfelue de l'année.

Dans le domaine des bonnes blagues de la recherche, je ne ferai que rappeler celle que fit le Professeur Pierre Paul Grassé, zoologiste considérable, auteur des 17 et quelques ouvrages de zoologie descriptive et une référence encyclopédique que connaissent tous les zoologistes.

Fort de sa notoriété, il préfaça en 1962 un ouvrage sur un "Nouvel ordre de Mammifères : les Rhinogrades". L'ouvrage, très documenté, et richement illustré, montrait ces espèces de Mammifères issues d'une évolution délirante qui marchaient sur le nez. Nous sûmes que beaucoup de profs se firent piéger.

Si vous ne connaissez pas l'Ig Nobel, regardez sur :

http://fr.wikipedia.org/wiki/Prix_Ig_Nobel, vous allez passer un bon moment de franche rigolade. Mais réfléchissez bien, car certains travaux qui ont fait marrer des légions d'intellectuels ont conduit plus ou moins directement à des découvertes intéressantes.

Je vous en livre quelques-uns dans le domaine que je connais le mieux, les sciences biologiques et médicales :

2007 : - médecine : Rapport sur l'ingestion de sabres et les effets secondaires.

- biologie : Recensement de toutes les petites bêtes qui sont dans votre lit tous les soirs.

- 2006 : - médecine : Efficacité du massage rectal dans le hoquet persistant.

- biologie : Démonstration de l'attirance de l'Anophèle (*la sale bête qui donne la malaria*) autant pour le fromage que pour les pieds humains.

- 2005 : - Biologie : Classification des odeurs de 131 grenouilles en situation de stress.

- 2004 : - Biologie : Activité du cerveau d'une sauterelle en train de regarder le film « La guerre des étoiles »

Et encore, parce que cela permet de comprendre bien des choses, en 2004, un groupe d'Écossais a travaillé sur la communication par des pets chez les harengs (c'est harenthentique…).

À côté de cela, il y a eu des Ig Nobel qui furent exploités plus tard comme le travail des gens de l'Université de Wilkes qui ont montré que la musique stimulait la production d'immunoglobulines. On le sait aujourd'hui, c'est vrai.

La démonstration était ainsi évidente de la crédulité de savants qui sont pourtant les premiers à douter d'eux-mêmes et pourtant ils n'avaient pas un instant douté du Professeur P.P. Grassé. Il faut dire que ce dernier n'avait rien d'un rigolo, et qu'aucun de nos professeurs n'imaginait qu'il put ainsi narguer la communauté des chercheurs.

Je fus à mes débuts aussi un grand candide. Mon directeur de recherche de ce moment était un brillant chercheur, aujourd'hui encore très prisé des médias. Mais il était un piètre électrophysiologiste. Ayant vaguement entendu dire qu'il était possible d'obtenir des potentiels sur des fibres sensorielles stimulées par des odeurs, il m'avait convaincu de refaire cette manipulation. Soit ! Mais ses compétences en électronique étaient quasiment nulles, comme les miennes d'ailleurs.

J'ai volé l'électrophone qui était dans le bureau du patron. Je l'ai bricolé comme j'ai pu pour y adapter des électrodes et faire un bidule à la Gaston Lagaffe qui devait faire la même chose qu'une électroencéphalographie.

Après trois mois, vingt courts-circuits et un début d'incendie du labo, nous avons convenu que le matériel n'était pas adéquat et nous sommes résignés à commander un petit amplificateur qui s'est avéré moins dangereux. Heureusement, peu après, j'ai travaillé pour le CNES naissant (Centre National d'Études Spatiales), et là, le matériel n'était pas bricolé.

Alors un conseil au jeune diplômé, pour que lui aussi devienne une vraie tête de l'art : faites votre thèse dans un laboratoire dirigé ou qui a été dirigé par un prix Nobel où que ce soit dans le monde. En effet, il est une croyance classique que le thésard qui a travaillé à côté d'un grand savant est lui-même devenu une graine de nobélisable. Inversement, le malchanceux qui se retrouve dans un labo dont le patron, le professeur X., est mal vu, ou a mauvaise réputation, se retrouve avec un dossard sur lequel il sera écrit pour longtemps "candidat pas très sûr, il vient du labo du Professeur X."

Donc il vaut mieux, pour assurer son avenir, une médiocre thèse dans un laboratoire très côté qu'une excellente thèse dans le petit laboratoire d'à côté.

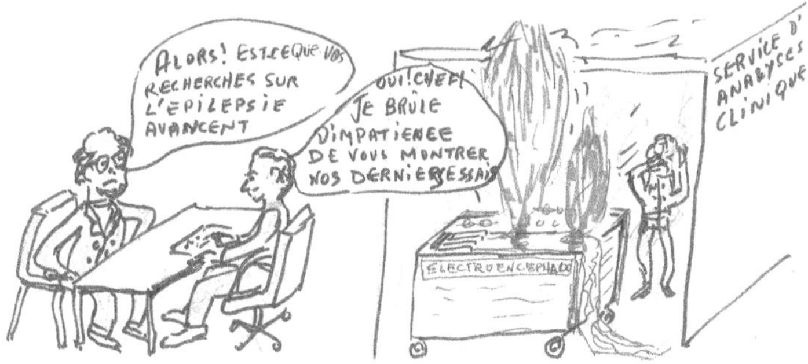
ALORS! ESTCEQUE VOS RECHERCHES SUR L'EPILEPSIE AVANCENT
OUI! CHEF! JE BRÛLE D'IMPATIENCE DE VOUS MONTRER NOS DERNIERS ESSAIS
ELECTROENCEPHALO
SERVICE D'ANALYSES CLINIQUE

Des difficultés du jeune thésard à entrer dans son travail de recherche :

Vers les années 60 à 70, le thésard était le serviteur dévoué des chercheurs confirmés et il était rare qu'après la thèse, il ne soit pas recruté. Aujourd'hui, les lois du hasard peuvent faire travailler tel jeune diplômé pas très doué sur un sujet fabuleux, porteur de promesses et qui pourra même permettre de démarrer plusieurs thèses ou même devenir le thème d'une équipe.

Le mauvais hasard peut faire tomber un thésard, dont les résultats de DEA étaient prometteurs, dans une équipe miséreuse, besogneuse, pauvre en publications, inconnue hors des limites du campus. Là, le malheureux, même de bonne volonté, escalade son travail préparatoire de thèse comme on escalade la face nord des Grandes Jorasses, sans équipements, avec beaucoup de risques d'y laisser sa peau. Car, c'est bien cela l'inconscience majeure de certains chercheurs. Dès lors qu'ils sont bien installés dans leur blouse blanche de savant, leur avenir assuré, ils s'imaginent que les doctorants seront tellement béats devant leur savoir, qu'ils en oublieront de boire, de manger, optant pour une vie monacale. Mais non, le thésard du XXIe siècle pense autrement et souhaite légitimement trouver un métier à la hauteur des sacrifices qu'il a consentis sur trois ans.

L'une de mes tâches a été d'aider les thésards régionaux (plus de 600) à préparer pendant la thèse leur sortie "après thèse" dans le cadre de l'Association Bernard Gregory (ABG). Mais il m'arrivait trop souvent d'avoir à faire du sauvetage en haute montagne. L'escalade en solitaire, c'est bon pour le chercheur aguerri ou paranoïa qui ne fait confiance en personne. Un thésard solitaire court à l'échec, à la déprime, à l'écœurement, à la rupture. Trois ans de solitude, pour parfois AUCUN résultat : voilà ce que j'entendais, certes rarement.

Mais dans ce cas, que s'est-il passé ? Le Maître de stage est parti, en mutation, en retraite, avec sa petite amie pour une croisière (cela arrive). Le jeune chercheur se retrouve seul, sans moyen ; son avenir reposait sur ces trois années de recherche, et c'est une montagne de problèmes qui se dresse sans un chercheur compétent pour l'aider. La réanimation est alors d'autant plus dure que le temps de solitude a été long. Chaque année, j'ai reçu au moins trois de ces élèves, au bord de la dépression. Certains sont restés seuls pendant deux ans, ou du moins le croyaient-ils, alors que trois autres thésards travaillaient, seul aussi, dans des salles voisines. Ils se connaissaient hors du labo, mais rentrant à 8 heures le matin et quittant la paillasse à 20-21 ou 22 heures, ils ne voyaient personne, que le maître de stage qui venait relever les résultats. Car c'était cela la vie du thésard. Trois ans au moins à rester le nez dans le guidon. Ils erraient souvent solitaires les week-ends ou les soirs de Noël ou pendant les fêtes, dans le couloir glacial du labo (l'administration coupe le chauffage pendant les périodes d'interruption de cours). Ces graines de savants ne connaissaient pas de samedi, pas de dimanche jusqu'au jour tant espéré de la soutenance du mémoire. C'étaient des forçats, pas forcément forcés, de la recherche. Ils voulaient devenir "DOCTEURS" et ils le seront.

Eux, les ARTTs (récupération du temps de travail, les jours de récupération des fonctionnaires divers) ils ne les connaissaient pas. Leur jeune énergie était fabuleuse, comme la mienne à dû l'être, ou celle de bien des collègues à ce stade. Nous avons connu l'acharnement à la recherche de la connaissance, l'entêtement vers la quête de résultats fructueux qui permettent d'oublier les sacrifices de ces trois années. Aujourd'hui, les thésards sont comme leurs maîtres, ils ont moins envie de tout sacrifier pour une société qui exige toujours plus de progrès, mais qui ne veut rien savoir des moyens à mettre à leur disposition pour concrétiser les projets de recherche. Un maître qui n'a plus la foi peut-il encore initier correctement son élève et lui communiquer une foi inébranlable dans ce qu'il cherche ?

Le thésard ou le doctorant, puisqu'il va devenir docteur, a l'impression que chaque jour compte dans ce qu'il a à faire. Même si après trois ans, il ne sait parfois toujours pas réellement pourquoi il a fait ce qu'il va soutenir devant un jury sourcilleux, pointilleux, pinailleur. Les doctorants d'aujourd'hui sont pressés d'en finir de leur trois ans de galères et ils souhaitent entrer très vite dans la vraie vie professionnelle, celle où la recherche permet de faire vivre décemment une famille et où l'on peut songer à quelques loisirs et oublier la pression des veilles de soutenance de thèse.

À l'approche du jour de la soutenance, le doctorant a une trouille inimaginable, un blocage intellectuel en perspective. Pourtant, il sait qu'à l'étape ultime de la soutenance, rien de grave ne peut lui arriver, sauf une extinction de voix, une panne de vidéo projecteur, le décès d'un ou de deux membres du jury. Le manuscrit est net, propre, accepté par deux rapporteurs, les diapos sont prêtes, sur papier, sur film, sur CD, sur papier hygiénique si nécessaire.

Le joyeux jeu des membres du jury est de se pointer avec une demi-heure de retard. L'impétrant (celui dont le cerveau va être pétri) attend, attend, il y a sa femme, ses enfants qui pleurent d'énervement, la belle mère qui râle parce qu'elle a mis des choses au four pour l'arrosage et que cela va être calciné, les profs tous des … Et paf, c'est là que la docte cour arrive guillerette, parfois éméchée après un repas copieux bien arrosé. Que peut-il se passer ? Sur toutes les thèses auxquelles j'ai assisté, soit plus de mille, deux seulement se sont mal terminées; dont une très mal, puisque le candidat n'a pas reçu le titre de Docteur. Notre déception n'est pas allée vers le candidat qui avait été mis en garde sur l'insuffisance du travail et qui n'en a fait qu'à sa tête. Il n'y eut pas d'arrosage, cela va de soi. En effet, l'arrosage de thèse était alors une institution. Il y eut les thèses d'état avec des arrosages somptueux : champagne, petits fours, musiques, bal …Il y eut ensuite les thèses d'université limitées à trois ans. Cette courte période d'initiation n'est pas forcément suivie d'un emploi. Le thésard est souvent resté sans revenu pendant trois ans. Comment espérer autre chose que des arrosages étriqués au cidre et aux gâteaux de supermarché ?

Mais où sont les thèses d'antan ?

Mais où sont les thèses d'antan ?

Nous les grands savants ripailleurs
À nos élèves faisions l'honneur
Après dix ou vingt ans de labeur
De leur donner le titre de Docteur,
Mais après bon repas et soutenance,
Qui d'ailleurs permettait somnolence.

Le candidat endurait moult souffrances
Un long baratin ennuyeux nous faisait,
Un supplice de questions endurait,
L'angoisse d'une attente longue supportait.
Enfin, titre reçu, diplôme enfin donné,
Sa joie brusquement retrouvée
L'ex-thésard joyeux nous conviait
À boire et manger toute la soirée.
Mais aujourd'hui qu'est-ce qu'une thèse ?
Un court moment, une parenthèse.
Une étape des études, plus une fin,
Et nous, joyeux savants, restons sur nos faims.
Plus de champagne et de caviar,
Plus de langouste et de homard.
La soutenance est très simplifiée
Le diplôme est banalisé.
Et nous nous sommes mis au Perrier
Surtout pour éviter que nos permis ne soient ôtés.
Oublierons-nous jamais les belles thèses arrosées ?
Mais où sont les thèses d'antan?

E- FEMMES SAVANTES

Vous devez avoir horreur de l'instruction chez les femmes par cette raison qu'il est plus facile de gouverner un peuple d'idiot qu'un peuple de savants. Honoré de Balzac (Physiologie du Mariage)

Afin de ne pas être considéré comme un sexiste misogyne, je place discrètement un court chapitre sur les femmes dans la recherche.

Durant 2020 puis, début 2021, le public a assisté au défilé des professeurs et des professeures de médecine qui sont venus nous expliquer sur les écrans de télévision ce qu'il fallait faire et ne pas faire pendant la pandémie. Ils parlaient du futur en nous disant comment le Covid-19 allait évoluer ou combien il y avait et il y aurait de morts dans leur service. Mais, j'ai pu constater avec plaisir que beaucoup de collègues étaient des femmes.

Cela est réconfortant, car il y a 20 ans la direction des services hospitaliers était majoritairement à plus de 80% masculine. En fait, cela n'a guère changé. En 2010, 23% de femmes étaient responsables d'équipes de recherche. En 2020, elles sont passées à 27% qui dirigent un laboratoire d'université. Nous sommes loin de la parité souhaitée !

Les contraintes de gestion d'un service étaient souvent considérées trop lourdes pour être assurées par une professeure et mère de famille de surcroit.

Cela n'est pas faux et j'admire ces amies et collègues professeure d'épidémiologie ou d'urologie ou de psychiatrie (et d'autres services) qui passent 70 à 80 heures par semaine à administrer les soignants et à gérer l'énorme paperasserie (aberrante) inhérente à la fonction de soignant en plus des consultations des malades parfois très gravement contaminés.

Elles gèrent la fonction « soins », mais ont-elles le temps de gérer la fonction « recherche ». La charge hospitalière est devenue tellement lourde qu'elle ne permet que difficilement d'assurer une recherche clinique indispensable, car c'est la clinique qui permet se progresser dans les techniques de traitement. La pandémie virale que nous vivons a été stérile pour la recherche clinique, du moins en France, car il y a eu tant de malades en situation d'extrême urgence que les médecins ne purent jamais trouver des créneaux d'exploitation des essais éventuels de nouveaux traitements.

Pourtant quelques professeures montrèrent durant ces dernières années qu'elles étaient actives sur des mises au point de traitements. C'est le cas de Mary Temple Grandin qui en 2012 a mis au point des méthodes de soins pour les autistes (elle-même fut autiste). Sur le Covid on trouve dans les publications comme le Journal of Medical Virology des chercheuses comme Maggie Fox, Helen Branswell ou Katherin Wu, ou beaucoup d'autres, qui ont mis au point des traitements proposés dans des revues dès début 2020. Or ces molécules développées par des savantes aux USA ne sont jamais arrivées en France.

Certains chercheurs disent des savantes qu'elles sont des femmes de méninges, surtout si elles travaillent sur le cerveau.,

D'autres parlent des têtes chercheuses, quand elles font des recherches en balistique.

En tout cas je n'ai côtoyé aucune Armande ou aucune Bélise (voir "Les Femmes Savantes") dans la recherche et encore moins dans les domaines scientifiques. Le côté précieux et tendance des Femmes Savantes de Molière sont plutôt remplacé par plus de matérialisme chez nos savantes.

Les chercheuses que j'ai côtoyées sont fondamentalement plus méticuleuses, plus accrochées aux soucis du détail et scrupuleuses que les chercheurs.

Les discussions de cantine portent toujours sur des problèmes techniques liés à l'expérimentation en cours. Quand cela ne marche pas, cela tourne à l'obsession et le labo entier doit s'intéresser au problème.

Pour franchir un obstacle, les chercheuses disposent de moyens que ne possèdent pas leurs collègues mâles. Si le problème est mince, mais que la chercheuse n'a pas la solution, elle questionne discrètement les collègues, se donnent des airs dépressifs attendrissants. Il y aura toujours un mec faible (plus faible que les autres) qui viendra avec son outillage personnel régler les soucis et redémarrer la manip. L'entraide dans ce cas est bien réelle, sans attente de retour.

Dans de telles circonstances, les problèmes sont ceux de la vie de tous les jours de la maîtresse de maison à qui il manque un œuf pour terminer la recette préférée de son mari. Elle sonne chez le voisin qui propose illico l'outillage approprié... Plus un œuf. La chercheuse nantie de son sourire n° 3 breveté 69 par l'ANVAR trouvera toujours un collègue qui justement n'avait pas grand-chose à faire. La soudure qui a traîtreusement lâché à la dernière seconde de la dernière manip est scotchée en quelques secondes et résistera bien une heure. Il y a toujours un collègue à qui il reste encore un petit fond de toluène ou de chlorure d'éthyle pour dépanner. Pourtant, la semaine dernière, pour moi, il n'y en avait plus!

Si le problème est grave, s'il coûte cher ou si cela doit prendre trop de temps, madame use de procédés divers. L'une de mes chargées de recherche utilisait des méthodes parallèles relevant de la parapsychologie et du spiritisme. Quand elle se trouvait confrontée à une impasse technique, comme se retrouver en panne d'anticorps marqueurs un vendredi soir ou des difficultés à faire des prélèvements de tissus, elle profitait de la pause-café de ses collègues pour annoncer qu'elle était persécutée par les Dieux de la science.

Le Dieu le plus invoqué par cette dame, originaire du midi, était la déesse Hébé, "Hé bé, ça ne marche toujours pas !" répétait-elle.

Or la déesse Hébé, fille de Zeus, avait découvert l'élixir de l'éternelle jeunesse, donc elle était bien une savante. En plus, très en avance pour son temps, Hébé couchait avec son assistant, Ganymède. Mais pour financer ses travaux de recherches, elle avait épousé un homme très connu, Héraclès, car il possédait une riche toison d'or, qu'il avait d'ailleurs volée. Ce mariage providentiel lui avait ainsi permis de subventionner ses travaux de recherche.

Ainsi, les aléas scientifiques de ma chercheuse ont chaque jour été guidés par les tables tournantes, les bons et les mauvais jours des dieux ou par les signes du zodiaque.

Quand les dieux et les autres se montrent peu coopérants ou aidants, on assiste aux grosses colères. Et là, je dispose d'une collection importante de crises d'hystérie, de folies furieuses démesurées, de furia paranoïde, de bordées d'injures qui font que tout le monde se planque, regarde le plafond négligemment, craignant qu'il nous tombe sur la tête.

Il n'y a plus de savantes.

Il n’y a plus qu’une femme en colère.

L'intelligence, la douce opiniâtreté féminine sont reléguées dans le sous-sol. Les hurlements gravissent les étages et retombent en cascades glacées pendant une ou deux heures. Personne n'y échappe.

C'était quoi au fait qui avait déclenché la crise ?

C'était peut-être le papier filtre trop court, la 25000e coupe histologique de la journée qui s'est brisée ou le collègue du labo d'à côté qui a "emprunté" le tétrachlorure hier sans rien dire, et ne l'a pas rapporté. Deux ou trois heures plus tard, sous les décombres de l'immeuble et de la grandeur d'âme effondrée en même temps, la grosse colère de la savante est retombée.

Là où cela existe fréquemment, cela donne une ambiance électrique, surtout si la coléreuse est la directrice. Car, si la dame, après la crise, estime qu'on a voulu l'enquiquiner, elle cherchera la vengeance sournoise dans les jours qui suivent.

Tout le monde dans son service rase les murs, l'évite et lévite pour l'éviter.

Elle tourne au-dessus de ses chercheurs, comme une buse, puis fond brusquement sur sa proie, sans prévenir.

Le malheureux thésard, si c'est lui la cause des cris, prend la porte sans préavis ; si c'est le technicien, il peut se chercher un autre service d'accueil, car il ou elle sera harcelé chaque jour.

Cela peut-être un technicien qui n'était pas spécialement dans les faveurs de la directrice de recherche. Après trois ans de demandes de mutation, après six mois d'hospitalisations à répétition, il a obtenu de quitter le labo où il vivait un enfer quotidien.

Dans de tels labos, la suite se devine bien et se lit malheureusement dans les journaux. Ainsi, il n'y a pas de grosse différence entre les situations de stress du travail entre certains laboratoires et certaines structures privées.

Alors, à ceux qui disent que la vie de laboratoire est pépère et plus tranquille que pour les autres fonctionnaires, je recommande d'aller visiter à l'improviste certains labos où la Directrice maintient une pression constante pour assurer le niveau d'activité qu'elle estime utile pour conserver son équipe.

J'en veux pour exemple certains faits divers bien tristes. Ils furent juste l'objet d'entrefilets dans des journaux locaux.

Dans l'un d'eux, un thésard ainsi malmené est revenu le dimanche pour mettre le feu au laboratoire.

Dans un autre laboratoire, un jeune chercheur s'est suicidé après six mois de galère, car il ne se sentait plus capable d'atteindre les objectifs fixés. En 2017, le CNRS s'interrogeait sur une « vague » de suicides (voir « Le monde des sciences »).

Et dans un autre encore, les chercheurs fuient quand ils le peuvent et pour n'importe où pour échapper aux crises de furie de la directrice, voir même aux jets de produits dangereux.

À part ce fichu caractère, ces dames-là étaient toutes de chercheuses remarquables, avec un CV au-dessus de la moyenne et des publications très cotées.

Elles ne quittaient la paillasse que le travail fini, du moins quand elles décidaient pour tout le monde que c'était fini.

L'une d'elles, très remarquable vue du côté publications, était connue pour ouvrir sa salle d'opération et prêter une de ses assistantes, chercheuse remarquable, efficace, méticuleuse et d'une grande gentillesse à ses collaborateurs certains jours. Mais, dans l'intimité des couloirs du service, tous les jours la patronne houspillait, voir même conspuait son assistante pour des prétextes futiles, et la journée se terminait par des larmes. Le lundi, elle prêtait son matériel. Le mardi, elle passait tôt le matin pour reprendre le matériel ou fermer la porte à clef sans rien dire. Plus d'équipement, disponible, plus de salle ouverte, donc plus d'expériences. À ce régime de douche écossaise, les chercheurs ont fini par laisser cette chercheuse seule avec elle-même.

Mais oublions tout cela pour ne se rappeler que de ce qu'elles ont donné, à leur manière, à la science et apporté à nos connaissances. Ne nous fixons pas sur ces situations qui ne font que prouver que les hommes ou femmes de la recherche sont des caractériels vus du côté public. Ces femmes de la recherche ont aussi du cœur et aujourd'hui, vous en trouverez dont les loisirs sont l'investissement dans les causes humanitaires.

D'autre part, je ne peux oublier que depuis quelques années, les responsabilités du CNRS ont été confiées à des femmes brillantes, diplômées et pourtant très abordables, très humaines et conscientes des problèmes de chacun de leurs chercheurs. Une présidente récente a proposé fin 2007 un plan stratégique de restructuration du CNRS pour permettre à cette structure de recherche de maintenir une place honorable dans la recherche mondiale…! Je pense qu'il faudrait recommencer aujourd'hui.

Je n'oublie pas qu'en 2003, la ministre en charge de la recherche, était aussi une scientifique, médecin, astronaute. Je suis sûr qu'elle avait la même vue sur l'avenir de la recherche et des gens qui la font que nous tous. Mais que pouvait-elle faire pour ses anciens collègues, quand les pressions financières lui dictent de tirer son budget vers le bas ? Disons qu'il aurait fallu qu'elle descende de l'orbite très élevée où elle gravitait pour regarder plus en détail les petits tracas quotidiens des chercheurs et les gros problèmes de demain pour les jeunes qui nous succéderont.

Je n'oublie pas qu'en 2008, c'était une femme qui dirigeait la recherche. Elle n'était pas scientifique, mais elle devait gérer ce troupeau des chercheurs indisciplinés et rebelles, réfractaires à toute innovation et tout changement qui ébranlerait un tout petit bout de leur université. Pourtant, il faudrait qu'un ministre ampute et réorganise cette termitière. Il faut commencer par éliminer les redondances lourdes et pénibles dans l'administration. Les contrôles financiers qui s'empilent en sont un exemple. J'ai travaillé beaucoup sur des contrats privés hôpital-université. Ces fonds sont gérés par au moins cinq services financiers différents. Quand on veut commander du matériel qui servira dans les locaux de l'hôpital, il faut demander aux services financiers de l'université qui transmet au service financier chargé de la relation avec les entreprises et demander l'accord de l'agence comptable de l'hôpital qui transmet au pôle de gestion dont dépend le service, etc ...

Ainsi, même si je sors un peu du sujet des femmes dans la recherche, je ne peux pas taire mon expérience. Lorsque j'ai travaillé sur les mêmes thèmes et avec les mêmes outils à l'hôpital d'enfant de Yale, je demandais 5000 $ pour acheter un appareil le lundi, le budget étant étiqueté pour une recherche, il n'y avait pas de problème, le service financier me transmettait l'argent le mercredi et le jeudi j'allais chercher l'appareil dont j'avais besoin. Le vendredi, l'équipe travaillait avec l'équipement tout neuf.

Cela est strictement impensable en France. Les redondances de contrôles freinent atrocement les démarches. La commande passée aujourd'hui ne sera concrétisée que dans deux à trois mois.

En ce qui concerne les femmes dans la recherche, j'ai siégé mainte fois dans diverses commissions nationales où il était question d'inciter plus de femmes à entrer dans les rangs de la recherche en sciences dures où elles sont encore très rares.

Ce propos était soutenu par des associations françaises comme L'Association Française des Femmes Ingénieures et comme la WIR (Women in Industrial Researches). Aujourd'hui, 20% seulement des Profs d'université et 40% des Maîtres de conférences sont des femmes. La même tendance se retrouve en recherche pure. Si les sections CNRS 38 (sciences de l'homme) comptent plus de 40% de chercheuses, en sciences dures comme la physique (section 2) il n'y a que 8% de femmes. J'ai pris dans mes exemples caricaturaux quelques femmes directrices de laboratoire. En fait, elles sont assez nombreuses à diriger des équipes puisque le recensement donne 31% de femmes parmi les 4500 Directeurs de recherche. Donc sur les 4 ou 5 cas désagréables qui appartiennent au passé, il reste 4495 autres collègues dont le nom nous est connu par la qualité de leurs travaux.

Je ne peux pas quitter ce chapitre sans jeter un coup d'œil sur les choix des femmes concernant les thèmes des recherches.

J'ai testé ces choix à partir d'un catalogue national des thèses.

Sur 100 thèses scientifiques, 15 ont été soutenues par des filles. J'en trouve 6 en biologie moléculaire, 2 en climatologie, 1 en astrophysique, 5 en physique des particules et 1 en informatique.

La quasi-prédominance des filles dans les amphithéâtres où l'on parle de biologie, en médecine et en pharmacie, se retrouve dans les choix des recherches et mène vers une préférence pour la cuisine de la biologie moléculaire et de la génétique. Les 5 thèses en physique représentent une énigme ou une exception. Mais la lecture en détail des résumés de travaux montre un énorme travail de mathématiques qui ne peut être expliqué que par la présence d'une zone cérébrale particulièrement développée et totalement indépendante du sexe des individus dont je parlerai dans le prochain chapitre.

ODE AUX FEMMES SAVANTES

Penchée sur les moles séculaires
Ou l'œil rivé sur un oculaire
Parlant anglais ou allemand
Elle présente devant d'autres savants
En congrès, les fruits de ses travaux
Sacrifiant souvent les marmots
Pour recueillir patiemment
Des données qui statistiquement
Et après longues réflexions
Vaudront beaucoup de considérations
À défaut de vraiment l'enrichir.
A-t-elle jamais le temps de sourire?
Sa famille l'attend tard le soir
Et quand elle rentre, il fait trop noir
Pour embrasser son mari et ses gosses.
Le savant se fond dans la science
Peu importe le reste, c'est pour la connaissance
Mais la savante, elle est aussi une mère,
Et souvent cela la rend amère
De ne pouvoir rester au chevet des petits
Ou de si peu écouter son mari
Trop occupée dans sa tête par les manips
Et toujours l'obsession de trouver.
Bien souvent, elle ne se vêt que de fripes
Pas le temps de se fignoler.
Mais après tout elles l'ont rêvé,
On entre en recherche comme dans un couvent
Et on en sort bien âgée, très souvent,
Découvrant que la science a avancé
Peut-être grâce à la ténacité.
Aux si lourds sacrifices.
Mais, cela s'inscrira-t-il au frontispice

De la renommée et de la gloire?
Pour beaucoup c'était un espoir,
Un moteur de leur énergie
Le stimulant de leur génie.

F–GROS CERVEAU : CELUI DES CHERCHEURS EST-IL DIFFERENT DE CELUI DES AUTRES ?

Les grands savants ! Ils perdent tous la foi. Plus ils se posent de questions, plus ils s'embrouillent. Jules Gobeil (Le "publicain")

Étant moi-même très concerné par la recherche sur le fonctionnement normal et pathologique du cerveau humain, j'ai tenté une approche du problème.

J'aurais pu tout aussi bien faire une étude sur les mécanismes du rire, cela m'avait tenté, mais j'ai craint qu'on ne me prenne pas au sérieux. Donc, j'ai regardé les savants qui m'entouraient. Ils étaient pratiquement tous chauves, donc, les contours de leur boîte crânienne étaient bien visibles. Extérieurement, mis à part le fait qu'on ne peut pas dire que les gens que j'ai regardés avaient des têtes d'Apollons, je n'ai rien remarqué de particulier.

J'ai regardé attentivement dans la collection de crânes du laboratoire d'anatomie. J'ai noté que les crânes débarrassés de la chair délicate et rose, qui donne à vous et à moi ce teint si frais, ne montre pas non plus de structure indiquant quelque chose de net.

Comment a-t-on pu faire au XIXe siècle pour déduire le caractère des gens par l'observation du crâne, par la phrénologie?

Je me permets un petit rappel historique, car je ne suis pas sûr que vous sachiez bien ce que c'est.

La phrénologie est une science qui a été créée par Gall vers 1810. Ce brave savant croyait pouvoir montrer un lien entre les principales dimensions du crâne et les propriétés intellectuelles ou, encore, avec les troubles mentaux. Il connut un grand, mais bref succès. À cette époque, on croyait avoir localisé les aires (ou centres ou encore organes cérébraux) de l'amour physique, de l'amitié, de la ruse, de la finesse, de la prévoyance, de l'intelligence, de la mémoire.

Si cela s'était révélé vrai, il y aurait un intérêt certain à développer des cultures de cerveau, contenant plus ou moins de neurones spécialisés dans l'amour ou dans l'intelligence. Je me vois déjà directeur d'un tel centre de production qui passerait des publicités inouïes, sous forme de spots télévisés, pour proposer ces implants de cerveau. On vendrait des bocaux de lobe frontal frais. Celui-là est très intéressant pour ceux qui manquent de performances cognitives. Vous avez des difficultés de langage, je vous vends quelques grammes de lobe temporal, etc ...

À la suite de Gall, beaucoup de scientifiques, dont Broussais, ont cru que cela pouvait se voir sur le crâne osseux ("la réalité de l'esprit tiendrait-elle dans un os ?" disaient dès 1830 des chercheurs clairvoyants).

Aujourd'hui, diverses études, dont celle du cerveau d'Einstein (qui a été débité en petits cubes par son fan-club), montrent qu'un cerveau normal peut être logé dans un crâne difforme et qu'inversement, un très joli crâne peut ne contenir qu'une matière cérébrale informe sans fonction intelligente (cela est fréquent).

Pourtant, en 1974, lorsque j'épluchais des cerveaux humains en salle d'anatomie, deux éminents anatomistes laissaient traîner dans leur bouquin des bourdes, reliquats de 1820, et plaçaient des aires de l'intelligence et de la mémoire en plein milieu de leurs planches représentant le cerveau. Cela prouve que certains savants peuvent atteindre un degré de sclérose cérébrale qu'on ne retrouve guère que dans les troubles obsessionnels des gens normaux.

Le nombre d'analyses du cerveau de chercheur post-mortem est assez limité. On ne peut de toute façon pas donner à la science ce que l'on ne possède pas.

Toutefois, Sandra Wintelson, en 1999, analysant divers cerveaux de génies, aurait montré que les lobes pariétaux des gens dont le QI excédait 130, dépassaient de 15 % (soit quelques grammes) celui des gens dont le QI voisinait 100 (la majorité des gens). Voilà donc une chose acquise. Un cerveau de savant a un petit quelque chose en plus.

Ce quelque chose (comme la bosse des maths) vient-il à sa naissance ou l'acquiert-il avec le travail intellectuel? C'est évidemment une question cruciale qui intéresse des quantités de parents. Retenez déjà que cela n'a rien à voir avec la mémoire. Einstein, comme beaucoup d'entre nous d'ailleurs, avait une mauvaise mémoire. Mais il possédait des circuits de neurones particuliers qui permettaient des raisonnements abstraits inaccessibles au commun des mortels. Et ces petits circuits logés dans environ 18 grammes de matière cérébrale (sur 1600g de cerveau) lui donnaient du génie !

Pour être très honnête, j'avouerai que mon étude n'a pas été poussée très loin pour diverses raisons. Je me proposais de passer des savants en IRM, pour compter le nombre de neurones ou la surface de leur cortex. Mais je n'ai pas pu pour plusieurs raisons :

1 : Parce que les IRM coûtent très cher.

2 : Parce que rien qu'à l'idée de compter les gros et les petits neurones cela donne le vertige. Donc j'ai regardé sur un cerveau standard et j'ai extrapolé.

3 : Parce que le logiciel d'analyse d'image et de comptage automatique coûte cher

4 : Parce qu'aucun collègue intelligent n'a accepté de me laisser prendre son cerveau.

5 : Parce que, payer les gens pour leur prendre le cerveau coûte trop cher. Il faut les héberger, les nourrir pendant l'aspiration du cerveau, puis les loger quelque part quand ils n'ont plus de cerveau. Après le prélèvement, ils seront un peu moins efficaces qu'avant. Ils encombreront les labos et il faudra leur dire sans arrêt ce qu'ils doivent faire. Avant, ils étaient tête en l'air ; après le prélèvement, ils n'ont plus toute leur tête.

De toute façon, le seul cerveau, doué de capacités hors du commun pour un savant, qui fut récupéré pour études fut donc celui d'Einstein, et en réalité, les résultats ne sont pas probants.

Mais il fut tellement charcuté et les morceaux disséminés en tant de pièces que personne ne saurait encore dire aujourd'hui ce qui produisait vraiment chez lui le génie de la physique. La petite bosse du génie qui pèse 18 grammes n'a donc pas pu être retrouvée sur le cerveau de ce pur savant, mais j'ai un peu d'espoir qu'elle soit chez un collectionneur d'intelligence.

Il n'existe donc aucune étude sérieuse sur les propriétés du cerveau d'un savant. Cependant, si on comparait dans l'absolu les capacités scientifiques d'un savant avec les capacités des réseaux neuronaux incorporés dans les machines "savantes" on constaterait de plus grandes vitesses décisionnelles au détriment des capacités de mémoire. En fait, le cerveau d'un chercheur et ce qu'il contient nommé la propriété intellectuelle ne lui appartiennent pas pour des raisons administratives.

Ainsi, nous cédons notre intelligence en signant une convention ou un contrat de recherche dans lequel il était clairement dit que toute découverte future appartiendrait au responsable de la structure qui nous emploie. Donc, les instituts de recherche détiennent un potentiel de cerveaux intelligents gigantesque.

Mais notez bien qu'aucun Ministre de la recherche n'a jamais réclamé de récupérer le cerveau de ses chercheurs. L'opération n'est sûrement pas rentable.

Depuis 40 ans que je prête mon intelligence pour la cause scientifique, si ma mémoire est bonne, il faudra que je pense à en récupérer une partie en partant en retraite (c'est trop tard). Cela peut servir de retrouver une partie de ses facultés, juste avant de sombrer dans un quelconque syndrome de sénilité.

Donc, la récupération de l'intelligence n'est sûrement pas rentable pour l'administration de la recherche. Si on chiffre ce que cela représente : 100000 chercheurs dont le cerveau pèse 1000 grammes (soit environ 100 tonnes de matière cérébrale), mais la masse de substances utiles au fonctionnement intelligent n'excède pas 1 gramme par cerveau, soit un total national de 100 kg. L'extraction des substances chimiques (ce sont des neurotransmetteurs), intéressantes, mais présentes à raison de quelques milligrammes par cerveau reviendrait très chère. Ces neurotransmetteurs, comme le glutamate, sont nécessaires pour former la mémoire, l'intelligence et la créativité des chercheurs. Le coût d'extraction et de purification est tellement exorbitant qu'il ne permet pas d'envisager cette opération.

Mais, que ferions-nous des quelques milligrammes d'extraits de cerveau de chercheurs intelligents ? Les réinjecter à des chercheurs moins performants ? Doit-on trouver une méthode permettant une augmentation de la production de neurotransmetteurs améliorant l'intelligence? Il est possible peut-être de prélever des neurones sur des cerveaux de chercheurs intelligents (triés parmi des cellules dites "progénitrices", situées dans la paroi des ventricules cérébraux) pour les réinjecter à des malheureux chercheurs déficients. Existera-t-il assez de donneurs ?

Même si les lois de protection de la propriété intellectuelle protègent nos concepts, aujourd'hui, la plupart des découvertes rentables et fracassantes appartiennent à l'université, au CNRS, au directeur du service Recherche et développement (R et D) de la société privée.

De la sorte, pour la plupart des chercheurs, il vaut mieux garder ses découvertes, que d'en faire don à l'administration, même sous forme d'extraits de cerveau. Voilà ce qui explique que l'on compte si peu de publications par chercheur. La moyenne est de 1,84 publication annuelle (Source : rapport AERES, agence d'évaluation de la recherche et l'enseignement supérieur en 2005). En 2018, La France se classait au 7e rang mondial pour le volume de publications scientifiques. Ce qui ne veut pas dire grand-chose. En effet, certains chercheurs sont des gros pondeurs et maîtrisent l'anglais comme vous la cuisson des spaghettis. Leurs curriculum vitae sont des encyclopédies qui filent le bourdon aux petits pondeurs, qui eux sont très nombreux. Notez que les gros pondeurs ont parfois la chance d'avoir une poule aux œufs d'or dans leur laboratoire, c'est-à-dire, un chercheur qui transforme en résultats tout ce qu'il touche.

J'ai connu quelques raretés de ce genre. On les repère facilement ces phénomènes. Lorsque j'étais étudiant en sciences, il y en avait un des nôtres pendant un stage de géologie. Imaginez un troupeau de 15 à 20 étudiants, passant sur un tas de cailloux de deux mètres de diamètre. Chacun retourne ses 10 ou 20 kg de pierres pour trouver un fossile. Aucun n'a pas trouvé quoi que ce soit.

Mais lui, le Chanceux, arrive, essoufflé du bistrot du village le plus proche. Il bute sur quelque chose, tombe et en se ramassant, il nous exhibe un fossile superbe. C'est un hasard. Non ! Il ne l'avait pas dans la poche avant d'arriver, il est chanceux.

Continuons ses exploits. Nous suivons des travaux pratiques d'histologie. Tout le monde regarde dans le microscope pour trouver le corpuscule chromosomique rarissime, qu'on ne trouve que dans deux cellules sur un million. Bref, au bout de deux heures les yeux rouges, collés à l'oculaire, nous n'avons rien vu. Le veinard, qui baratinait sa voisine depuis deux heures, met enfin sa lame sous l'objectif et il appelle la chef de travaux :

« m'dame, v'nez voir! ». Il l'avait trouvé.

Et ainsi de suite... C'était exaspérant, crispant. Et bien ce gars-là, dans un laboratoire, c'est le pied. Il trouve tout le temps quelque chose. Les équipes s'arrachent de tels "Gontran" (le chanceux du journal de Mickey) de la recherche. Un tel veinard, tout le monde le voulait dans notre université, en médecine, en géologie, en pharmacie. Il réussissait tout. Il a choisi un labo de pharmacie dans lequel il est resté trois ans pour une thèse, brillante et chanceuse. En définitive, il est parti aux USA. Personne n'a su le retenir en France.

Le nombre de ces spécimens rarissimes de chercheurs chanceux existe à raison d'un chercheur pour 100000. Il y en a donc peu en France, il y en a probablement plus aux USA où il y a près d'un million de chercheurs.

Quant à moi, je connais surtout des chercheurs pas très chanceux qui partagent leurs recherches entre les petits hauts de la découverte et les nombreux bas de la guigne et des manips qui ratent.

G-LES MEDIAS
ET LES CHERCHEURS

La grandeur est comme certains verres qui grossissent tous les objets. Fénelon.

En effet "ON" parle le plus souvent d'un « grand chercheur », d'un énorme savant, comme en médecine, on parle du « grand patron ». Donc je me suis interrogé, je me suis regardé dans une glace et je me suis pris en photo.

Avec mes 1,70 mètre, si je me compare à quelques collègues savants de 1,90 ou 1,95 mètre, j'ai l'air ridicule. Il me manque 20 à 25 cm de connaissances pour être un "grand".

Par curiosité scientifique, j'ai fait procéder à une étude détaillée sur un échantillon de 2000 chercheurs de toutes natures grâce à un dispositif que j'ai spécialement inventé. Le système est monté sur une paire de lunettes solaires à 5 euros, dont les verres en plastique ont été retirés. Les verres qui les remplacent seront assez opaques pour éviter d'être ébloui par la brillance du grand chercheur.

Le principe de la mesure est simple. Plus un chercheur se dit ou est dit "grand", plus ses chevilles enflent.

La lunette porte un laser rotatif bleu à droite. L'interféromètre incorporé évalue au micromètre près la taille des chevilles, la hauteur et la largeur du sujet qui s'affichent sur le verre bleu. À gauche, un laser vert mesure l'âge du sujet qui s'affiche directement sur le verre vert.

Le choix des couleurs est évident. Le grand chercheur ayant la tête dans les nuages et dans le ciel, le laser bleu permet ainsi de repérer sa tête en permanence. Le laser vert permet de suivre le chercheur jusqu'à un âge avancé, car vous avez dû remarquer la verdeur permanente des chercheurs émérites.

Soit un chercheur de taille comprise entre 50 cm et 250 cm. Le rapport de taille est de 5. Je prends large pour en oublier le moins possible. J'ai travaillé quelques années avec une chargée de recherche de 70 cm et un de mes amis, directeur de recherche, devait mesurer 2,10 m.

À part la taille et le sexe, les volumes des têtes de ces deux chercheurs n'étaient pas dans un rapport de 5. Si cela avait été le cas, cela voudrait dire que la taille de la tête et du cerveau est directement proportionnelle à la taille du corps. Si nous posons à la base que la tête chercheuse avait un cerveau de 1 kg, avec un fonctionnement normal autant que j'ai pu l'observer. Mon ami au cerveau haut perché à 210 cm du sol aurait eu un cerveau de 4 kilos et sa tête aurait mesuré près de 40 à 45 cm de diamètre, donc presque la taille d'un ballon de basket. Essayez de faire des paniers avec un ballon de 4 kg !

Notez encore que les portes françaises ayant une hauteur limitée à 2,04 mètres, mon collègue de grande taille se serait raboté la tête à chaque entrée ou sortie du labo, de la sorte son crâne et son cerveau auraient dû s'en trouver limités à la norme française, ce qui n'est pas le cas. J'ai remarqué que par adaptation, les collègues dépassant 2,04 mètres adoptent une attitude voûtée qui leur permet de se sentir moins grands que les autres, à moins que ce soit pour mieux les voir de prêt.

Donc la taille du cerveau ne dépend pas de la taille.

Maintenant voyons si l'hypothèse suivante : l'intelligence dépend-elle de la taille ? Est-ce tenable ?

Dans notre échantillon, 200 chercheurs se sont avérés petits, certains n'ont pu être trouvés qu'avec un microscope, ou parce qu'il existait un bulletin de salaire identifié à leur nom.

7 chercheurs avaient une taille inférieure à 1 mètre, mais possédaient un cerveau de taille et poids standard, un nombre de publications proches des normes en vigueur au CNRS et à l'INSERM. Ils n'ont pas eu de prix remarquable, mais ont fait une honnête carrière de chercheurs.

7 chercheurs mesuraient plus de 195 cm. Comme je l'ai dit, je ne mesure que 170 cm. Donc je suis obligé de lever la tête pour regarder des grands chercheurs. En utilisant un marchepied, pour être à la hauteur, je pense avoir observé que les grands chercheurs n'ont pas particulièrement une grosse tête.

Notre rapport sera donc de 7 grands savants pour 2000 chercheurs.

Inversement, les prix Nobel que j'ai observés n'ont que des tailles modestes. Donc les vrais grands savants ont une taille proche de la moyenne humaine adulte, ce qui somme toute me console.

Alors qu'est-ce qui fait dire que les chercheurs sont grands dans le langage populaire et journalistique ?

Beaucoup de chercheurs d'aujourd'hui, annoncés comme étant grands, sont vus à travers les écrans de la télévision. Il faut donc admettre que les téléviseurs grossissent fortement les objets et les animaux humains qui nagent derrière leur vitrage, exactement comme les tout petits poissons paraissent gros dans un aquarium.

Mes mesures n'ont jamais concerné assez d'habitués des étranges lucarnes et chaque fois que je suis passé à la télé, j'étais tellement petit derrière ceux que la caméra prenait en gros plans que je crois définitivement que je suis un petit chercheur.

QUELQUES PENSÉES EN VRAC

- En bref, le chercheur pense sans récompense en perspective, mais ce que le chercheur pense provoque toujours de grosses dépenses.
- Le chercheur ne doit surtout rien trouver sous peine de devenir un trouveur et perdre son emploi de chercheur.
- Le chercheur trouve généralement que les autres chercheurs n'utilisent pas la bonne méthode, d'où sa sale manie de chercher des poux dans la tête des autres.
- Le chercheur est comme le coiffeur, il coupe les cheveux en quatre ; mais le coiffeur amuse quand il vous rase, alors que le chercheur rase quand il veut amuser.
- Il est difficile de devenir chercheur. Cela se fait en trois étapes. 1) le prétendant cherche comment devenir chercheur en faisant des recherches ; 2) le prétendant cherche les recherches qui permettent de devenir chercheur; 3) le prétendant devenu chercheur cherche quelles recherches peuvent le faire connaître.
- Un chercheur ne cherche pas midi à quatorze heures (vieux proverbe d'horloger), il cherche de midi à quatorze heures, mais pas plus.
- Science sans conscience n'est que ruine du budget de la recherche. Science sans budget n'est que recherche inconsciente.
- Les savants sont des gens qui veulent vous faire croire des choses qu'ils sont eux-mêmes incapables d'expliquer, c'est pour cela qu'on les appelle des savants
-Un chercheur qui cherche, on trouve ; un chercheur qui trouve, on cherche.
-Il n'est pas nécessaire de chercher pour trouver ni de trouver pour devenir savant.

- Il n'est pas nécessaire d'être riche pour devenir chercheur, mais il faut avoir de l'argent pour pouvoir chercher.

- Faire de la recherche, c'est repousser les limites de la connaissance.

H - MOBILITÉ DES CHERCHEURS

À ceux qui me demandent raison de mes voyages, je réponds ordinairement que je sais ce que je fuis, mais non pas ce que je cherche. Montaigne (Essais).

En fait, je vais tenter de comprendre pourquoi les chercheurs sont finalement très peu mobiles en ce sens qu'ils sont nombreux à faire leur carrière entière au même endroit.

Je dirais même que beaucoup de chercheurs craignent de s'éloigner trop longtemps de leur nid douillet.

Les thésards qui partent en postdoctorat en Angleterre ou aux USA ne le font pas de gaieté de cœur.

Beaucoup le font parce qu'ils croient qu'il faut le faire.

Ce qui est faux.

Un stage post doctoral (ou « post-doc ») est conseillé, mais rien ne dit qu'il faut partir aux Kerguelen ou à Bornéo pour que ce soit enrichissant. Il vaut mieux faire un très bon post-doc dans un labo privé bien côté en France ou en Suisse qu'un très mauvais séjour touristique à Los Angeles.

Après ce stade du post-doc, les déplacements se réduisent en durée. Moi-même, je suis parti impulsivement aux USA parce que trois de mes jeunes chercheurs à qui j'avais proposé de partir un an aux USA sur des stages que j'avais arrangés avec mon collègue de Yale m'ont envoyé balader. L'un venait de se marier, l'autre venait d'acheter une maison et le troisième envisageait une opération à un cor au pied qui ne pouvait pas attendre. Bref aucun n'a voulu partir pour un an. Alors, moi, je suis parti …et je suis resté plus longtemps.

Pour imager ce problème qu'est la mobilité, je dirais que la mobilité des chercheurs obéit à la loi de l'écoulement des fluides visqueux.

Voilà de quoi il s'agit :

L'évaluation de la viscosité d'un fluide se mesure par la méthode de Couette (vérifiez ! c'est vrai ; c'est peut-être ce qui explique que les chercheurs veulent rester bien au chaud).

Posons que, la viscosité de l'eau, Ne, est de 0,001 et que la viscosité de l'huile de coude, Nh, est de 1.

Je vous impose ici un petit peu de mathématiques pour vous expliquer la loi de Poiseuille qui règle la vitesse de mobilité d'une matière visqueuse dans un tube :

V (vitesse de déplacement)= p (pression)/ 4xNe(Viscosité) x L(distance)

La viscosité du cerveau d'un chercheur est constante ; elle est de l'ordre de 1/1000 comme l'eau. Lorsque la quantité d'huile de coude augmente, la viscosité moyenne croît comme la moyenne Ne + Nhc/2, ce qui réduit la vitesse de déplacement.

Donc plus un chercheur bosse, moins il se déplace loin, car son coefficient de viscosité tend vers Nhc.

Réciproquement, le chercheur moins efficace avec un coefficient Ne très faible hésite moins à partir loin et longtemps pour ne pas s'ennuyer.

Remarquez que les déplacements ne sont pas entretenus, en particulier si la viscosité augmente, les frottements (F), qui empêchent la mobilité, augmentent selon la formule :

F=F0exp(-t/r). F tend vers F0, au bout du temps r qui est dit "temps de relaxation". Dans ce cas, la mobilité est remplacée par une récupération du temps de travail (RTT). Donc il existe une relation directe entre la quantité de RTT et la viscosité du cerveau.

Vous n'avez pas tout compris ! Rassurez-vous, car la conclusion est simple : plus le régime d'écoulement des idées du chercheur est lent moins il se déplace dans l'espace.

Notez que l'abus d'alcool, qui était fréquent quand il y avait beaucoup d'arrosages de thèses, ne réduisait en rien la valeur de la viscosité, pourtant il altérait fortement la mobilité des alcooliques. Aujourd'hui, la forte baisse de l'alcoolisme pourrait contribuer à améliorer la mobilité des chercheurs. En fait, ils restent très rares ceux qui tentent l'aventure de la recherche loin et longtemps. Pourtant il existe des bourses, des congés dits de convenance personnelle pour faire des recherches. Pourtant, aller voir ailleurs ce qui se fait est non seulement profitable pour la promotion du chercheur, mais aussi pour améliorer les performances de l'équipe et pour se faire connaître en dehors de l'espace local.

Mais, si les chercheurs ne vont pas loin, ils bougent quand même. Ils bougent même tout le temps. La preuve quand vous leur téléphonez, ils ne sont jamais là. C'est qu'en fait, ils aiment qu'on les cherche. C'est d'ailleurs ce qui a fait dire : "un chercheur qui cherche, on trouve, mais un chercheur qui trouve, on cherche ".

Où vont les chercheurs ? Les jeunes diplômés partent surtout dans les pays de l'OCDE (85%), aux USA (4%), au Japon (5%), soit environ 270000 post-doctorants migrants hors de leur cocon national soit 52% de plus en 2020 par rapport à 2016.

Certains restent chez eux, c'est-à-dire qu'ils font toute leur carrière dans l'université où ils ont été formés. Sont-ils moins bons chercheurs que ceux qui vont au bout du monde? Non ! Je l'ai dit il vaut mieux faire de très bonnes recherches dans un très bon laboratoire que de s'expatrier et se retrouver dans un labo médiocre dont il ne sort pas de publication.

Et des labos médiocres, il y en avait. Aujourd'hui une structure de recherche bien organisée ne survit pas si elle ne publie pas ou s'il ne sort pas des travaux significativement intéressants.

Oui ! J'ai connu des patrons que la recherche n'intéressait pas. Leur pratique médicale routinière leur suffisait.

J'ai connu quelques " patrons" que l'on trouvait chez eux, dans leur jardin, ou occupés à bricoler dans leur garage tout bêtement.

Authentique ! Imaginez un amphi plein à craquer de 500 étudiants attendant le prof. On le cherchait partout. Il n'était pas dans son bureau ni aux toilettes et il n'avait pas de rendez-vous avec un patient prévu. Le téléphone portable n'existait pas. Un assistant a enfourché sa voiture pourrie (il n'avait pas les moyens d'acheter une voiture neuve) et il est allé chez le patron. Le "maître" était chez lui, dans son jardin en bleu de travail, bottes en caoutchouc aux pieds. Il a été emmené en voiture jusqu'à la fac, restant comme il était vêtu, puis déposé ainsi dans l'amphi, et sous les yeux ébahis des 500 étudiants, il fait son cours en bottes et en salopette…

Dans le même genre, il en est d'autres qui disent avoir installé les éléments utiles à leurs énormes travaux de recherches dans leur sous-sol. Il est des recherches qui s'y prêtent comme les mathématiques. Mais quand certains disent avoir installé un vivarium avec des crotales au 6e étage de leur immeuble, une fourmilière géante dans leur sous-sol de banlieue résidentielle, pourquoi ne pas le croire. D'ailleurs, c'est vrai pour un jeune chercheur un peu allumé que je connais. Il vivait dans un petit immeuble d'une banlieue surpeuplée au 3e étage. Quand la porte s'ouvre, on aperçoit un bel aquarium anodin. Dedans en fait il y a cinq charmantes mygales de 5 cm. Plus loin, il vous fait croire que la jolie vipère qui rampe au sol s'est sauvée et il en profite pour prendre dans sa main un joli scorpion noir et vous le mettre sous le nez. Après tout, le Dr Frankenstein faisait bien d'admirables travaux d'eugénique dans les caves de son château.

Aujourd'hui, certains appliquent le proverbe :

"Il faut toujours remettre au lendemain ce qu'on ne veut pas faire le jour même" et c'est ainsi que les jours se suivent et qu'on ne les trouve que rarement devant leur paillasse. Où sont-ils ?

Il y a des chercheurs qui bougent et partent en voyage, en colloque, en congrès, en symposium, en séminaire. Ces déplacements sont lointains, mais ils sont de courte durée, avec l'assurance de rentrer chez soi pour montrer combien les recherches des savants étrangers sont plus avancées que les nôtres et pour regarder les photos prises sous les palmiers pendant les dures journées de séminaire à Miami.

Mais, en ce moment, quelques collègues agitent le spectre de la fuite des cerveaux (ne pas confondre avec les fuites dans les cerveaux qui sont impossibles à colmater).

Cela effraye-t-il les masses laborieuses de savoir que 2000 ou 3000 chercheurs, payés 5 fois mieux qu'eux, veuillent partir aux USA ? Cela, je l'ai fait en 1995, je suis parti aux USA et personne n'en a fait un drame et aucun journal n'en a parlé.

Voulez-vous un rapide aperçu de la vie en labo aux USA pour comprendre pourquoi cela attire les chercheurs. Ce que j'y ai connu était un régal. Imaginez ! Votre bureau est au cœur du temple de la connaissance et de la recherche sur le cerveau. Autour de vous, des centaines de chercheurs, parlant des tas de langues, travaillant sur tout un tas de recoins du cerveau. Mais tous ces gens avaient le même but, le même idéal, DÉCOUVRIR ET AVANCER DANS LES CONNAISSANCES. Je dis cela pour faire envie à tous ceux qui sont encroûtés, scotchés sur leur tabouret, coincés par leur bedaine contre la paillasse.

Il FAUT aller voir ce que font les autres pour pouvoir se situer sur le classement mondial. Il faut toucher du doigt ce qui se fait ailleurs, comprendre comment cela se fait, pour enrichir nos capacités techniques.

Quand on est « ailleurs », il vient des idées et cela crée des besoins. Aux USA, il n'y avait pas de problème, s'il y en avait un, il suffit de traverser la rue. Le fabricant des appareils dont vous avez besoin n'est jamais très loin et il vous attend. En une heure, vous avez votre appareil neuf, le temps de le brancher et vous enregistrez des résultats, vous interprétez et le lendemain, vous sortez deux publications dans des revues prestigieuses comme Nature ou dans le *New England Journal of Medicine*. Vous rencontrez un souci, une interprétation délicate, vous en parlez devant tout le monde (100 ou 300 "neuroscientists" par exemple pour le service où je travaillais) et le soir même la question est réglée. Pas de temps perdu…

Bon, cela coûte cher tout de même de vivre ailleurs. Il faut un appartement et une voiture, alors que vous laissez la même chose en France et que le service des impôts ne vous oublie pas. Cela pèse lourd dans le budget.

Mais qu'importe, vous rêvez déjà de voir la tête des autres quand vous rentrerez coiffé d'un chapeau de cow-boy avec pleins de publications très cotées en poche.

Enfin, il est temps de rentrer, car il n'y a plus de sous et le contrat est fini. Les contrats américains achevés, vous êtes jetés, finis. Heureusement, si l'étudiant a bénéficié du contrat « initiative post-doc » qui est proposé par le ministère il peut disposer d'une aide au retour (frais de voyage).

On a plus besoin de vous.

Au retour, en France, vous trouvez que tout est moche, tout petit. Votre labo paraît miteux, minable et en plus, les crédits ont été dépensés en votre absence. Il y avait 300 chercheurs dans l'équipe à Yale, vous vous retrouvez à 10 dans votre labo. Votre budget était de 100000 $ pour fonctionner tout seul à Yale, et ici, vous vous retrouvez avec 10000 euros pour 10 personnes.

Il ne vous reste plus qu'à repartir en chasse d'argent chez les sponsors privés ou chez les associations médicales "qui-n'ont-pas-de-sous", comme on me l'a dit après un téléthon. À ce stade, on se demande pourquoi on est parti, si c'est pour ne pas pouvoir appliquer ce qu'on a connu et découvert. Dès que vous dites :

« Nous faisions comme cela à Yale !», la réponse revient acide, jalouse, vexante :

« Mais vous n'êtes plus aux USA ici ; d'abord les Américains ne sont pas des exemples à suivre ! ».

Chers collègues qui souhaitez partir aux USA ou quelque part en Europe, avec le secret espoir de revenir avec les poches pleines de savoir, allez-y ! Prenez plaisir à découvrir un savoir-faire différent puis revenez. Gardez votre savoir, car la mobilité et ce qu'elle peut apporter d'innovant ne plaisent pas aux obscurs chercheurs qui passent trop de temps à examiner les fonds de classeurs poussiéreux, qui sont réfractaires aux progrès scientifiques et qui ainsi nuisent à ceux qui veulent tirer la recherche vers le haut et vers l'avant.

Permettez-moi de préciser encore que les laboratoires US ne recherchent pas particulièrement des chercheurs français. Sur les 3000 chercheurs de Yale, j'ai dénombré 600 étrangers. Beaucoup de Canadiens et d'Anglais, un peu de Chinois, dont certains sont directeurs de très grosses équipes (comme celle du Children Respiratory Disease gérée par un professeur chinois avec une vingtaine de chercheurs vacataires chinois). On trouvera un peu d'Américanos et d'Israéliens, d'Allemands et d'Européens du nord. Nous étions deux Français seulement.

Et comme les Américains ne cachent guère leurs sentiments, ils nous faisaient sentir leur opinion très négative sur les chercheurs français. À savoir, la plupart des chercheurs avec un béret basque et un camembert sont peu méticuleux, changent souvent de sujet, ne savent pas écrire, sont peu créatifs, et le comble, ils n'hésitent pas à piquer les résultats des excellents chercheurs américains. Mais leurs vins sont "wonderful" et "the Provence is very nice!"...

Alors, jeunes chercheurs qui rêvez de finir vos jours dans un grand labo de New York, ne vous nourrissez pas d'illusion, si vous n'apportez pas le "must", vous ne serez pas gardés longtemps.

Quoi qu'il en soit, les chercheurs français bougent trop peu. C'est là une tendance nationale innée.

Dès sa naissance le bébé chercheur reste contre le sein maternel.

Plus grand, il aimera peu les changements dans son environnement, car cela oblige à découvrir des nouveautés plaisantes, mais parfois beaucoup moins agréables. Ainsi, le petit futur chercheur pleure devant la porte de sa nouvelle école uniquement parce qu'il craint ce qui l'attend. Depuis qu'il sait qu'il va quitter le cocon de la maternelle, il s'est forgé des idées horriblement compliquées, puisqu'il est déjà un petit penseur. Il a peut-être même épluché l'« Encyclopédia Universalis » pour savoir ce que l'on fait en classe préparatoire, et là, il pense qu'il va s'ennuyer à mourir.

Et ainsi, tout changement dans son espace, dans le labo ou dans son train-train sera une source de troubles. Alors, s'il peut se faire une carrière sans changer de place, il se fera discret pour qu'on l'oublie dans les propositions de stages, puis dans des affectations ailleurs. Je suis toujours sidéré par le manque d'entrain des jeunes chercheurs quand des bourses de recherche à l'étranger sont proposées. Questionnez-les ! Ils craignent l'inconnu, ils s'aperçoivent qu'ils connaissent mal langue, que le coût de la vie est élevé, que l'hébergement est difficile.

Ils partent en post-doc. Mais je crois que la mère patrie leur manque tellement que beaucoup se font la promesse de ne plus jamais bouger après.

Alors beaucoup de collègues partent très peu. Ils ne partent même pas en vacances comme leurs techniciens.

Un savant ne prend pas de vacances.

Il se repose au labo ou il profite de son repos pour se cultiver intellectuellement.

Alors, quand on entend ce discours, on s'étonne du beau visage bronzé de celui qui ne part pas. Mais c'est tout simplement parce que pendant que vous étiez sur la plage à faire jouer vos enfants, lui, le savant, était sous la lampe U.V germicide de la hotte à flux laminaire en train de se cultiver ses cellules grises.

LES VOYAGES DÉFORMENT LES VALISES, MAIS ILS DONNENT DES BAGAGES.

Être un oiseau migrateur
C'est le rêve de certains chercheurs
Imaginez les voler très haut, très loin,
Cela les changerait du train-train
Planer au-dessus des nuages
Au-dessus des montagnes,
Chercher le pays de Cocagne
Où tout ce qu'on cherche devient de l'or
Tout ce qu'on trouve est un trésor.
Se poser sur la branche d'un baobab,
Et regarder tous ceux qui en bas
Fouillent la forêt, les rivières,
Et bien souvent brassent de l'air.
Mais qu'importe ! Découvrir
C'est finalement se faire plaisir.
Changer sans arrêt de pays,
Trouver ailleurs bien mieux qu'ici.
Et rentrer un beau jour au pays
Avec un cerveau de piaf enrichi.
Et après, bel oiseau un peu défraîchi,
Tu auras passé toute ta vie à planer
Maintenant tes plumes sont fanées.
Qu'est-ce que tu peux espérer !
Dans cette grande volière
Où caquettent les universitaires
Personne ne te connaît plus
Et à trop bouger, tu t'es perdu.

I– QU'EST CE QUI FAIT QUE LA RECHERCHE AMÉRICAINE DOMINE LA RECHERCHE EUROPEENNE ?

J'ai déjà évoqué des bribes de ce que peut être un séjour de recherche aux États Unis dans le chapitre précédent, mais au risque de me faire lyncher par les *anti-yankees* qui sont nombreux dans nos laboratoires, je souhaite en dire plus sur leur façon de chercher.

Mes nombreux passages dans les Universités américaines (Georgetown où j'ai écopé de mon seul PV pour stationnement interdit aux USA, Harvard grâce à un séjour à Cap Code tout proche, Philadelphie, Miami, etc..) et un poste de professeur invité à l'université de Yale m'ont tout de même donné plus qu'un aperçu de la façon de gérer des recherches aux USA.

Lors des réunions de l'équipe de « *neurosurgery* » à laquelle j'étais rattaché, il y avait 80 à 120 personnes présentes, des techniciens jusqu'aux responsables. Chacun pouvant dire tout haut ses remarques. Lors de ces réunions, tout est abordé. On parle des budgets obtenus et on décrit leur usage. Cela diffère déjà beaucoup de notre façon de faire dans la majorité des laboratoires français. On parle d'argent bien sûr, quand on en a ! Et en France, des labos sans un sou, il y en a encore beaucoup. Quand on en a, on évoque ce que l'on pourra acheter, car il faut proposer aux instances supérieures ce que l'on envisage d'acheter aussi vite que possible pour avancer dans des recherches de pointe… pour le moment.

Mais le cheminement des dossiers est si lent qu'au bout de trois ou six mois, d'autres avancent déjà sur le même sujet. Lorsque les fonds nécessaires aux achats d'équipement reviennent, affectés au centime près, mais depuis trois mois, les devis ne sont plus bons et les tarifs ont augmenté. Alors en France, on a créé un fonds d'amortissement qui revient à mettre de côté une part d'environ 10 à 15 % du budget pour absorber le surcoût du matériel que l'on doit acheter « à crédit »…

Dans le fonctionnement américain, on demande une subvention. Pour nous en *neurosurgery*, le NIH nous fournissait l'argent correspondant à la demande prévue dans le projet au début du contrat. Ce budget comprenait : les achats de matériel, les rémunérations du personnel, les vacations de spécialistes externes, les locations éventuelles, le paiement des prestataires divers. Il y a des sommes colossales dans un contrat comme celui des recherches sur Alzheimer ou Parkinson ou Autisme. C'est pourquoi il y a beaucoup de personnes présentes aux réunions. Les vacataires veulent savoir si leur emploi est maintenu et les assistants de recherche et d'enseignement veulent savoir si les publications sont acceptées, si une nouvelle manne financière va les renouveler. En effet, dans cette organisation, seuls les Professeurs sont sûrs de leur emploi. Cela représente deux ou trois collègues sur un emploi stable sur la centaine de personnes présentes dont les emplois sont incertains.

Si le contrat n'aboutit pas ou si les nouvelles demandes n'aboutissent pas, beaucoup de monde va quitter l'équipe pour une autre équipe mieux dotée ou pour aller travailler loin d'ici.

L'équipe qui décroche un budget en dispose immédiatement. Lorsque j'ai travaillé à Yale, mes recherches étaient budgétisées pour le 1er janvier de sorte que j'ai démarré immédiatement mes achats d'équipements, de logiciels et de personnels. Le 15 janvier le poste de travail était opérationnel pour tester des sujets qui eux-mêmes pouvaient être payés assez largement (10 $

de l'heure) pour leur « participation » (ils acceptaient de porter des électrodes sur la tête et sur l'avant-bras pendant des tests d'une journée). Nous testions parfois des enfants et cela imposait de ne tester que pendant des durées courtes et dans des conditions de confort en présence soit de personnel accompagnant ou de soignant. Les enfants autistes faisant parfois des crises de clonie, il fallait une personne pour le calmer au mieux et rapidement. Et tout cela avait un coût qui passerait difficilement en France. J'en ai eu l'expérience à mon retour.

C'est pourquoi un certain nombre de chercheurs appellent à une meilleure vigilance de notre recherche nationale, car l'organisation de la recherche biomédicale américaine reste attractive pour nos élèves et nous restons pour certains domaines de la recherche en santé à la traîne des chercheurs américains. Bien sûr, ils sont plus nombreux (325000 chercheurs répartis sur 3000 universités selon le NIH en 2018), mais cela n'explique la défaillance de nos chercheurs qui semblent stagner .

J- BUDGETS DE LA RECHERCHE

En ce qui concerne les budgets de recherche sur les maladies et pour la santé des Français, ils ont sérieusement reculé :

En 2017, le budget R et D était de 50,6 milliards € soit moitié du budget que l'Allemagne consacre à la recherche.

Le dernier rapport du Sénat annonçait :

"Projet de loi de finances pour 2020 :

Recherche et enseignement supérieur

21 novembre 2019 : Budget 2020 - Recherche et enseignement supérieur (avis - première lecture)

UN BON PROJET ... MAIS SANS AMBITION FACE À DES DÉFIS POURTANT CRUCIAUX.

L'effort de recherche dans notre pays est toujours insuffisant

En février dernier, le Premier ministre a lancé la gestation d'un projet de loi de programmation pluriannuelle de la recherche. Trois groupes de travail ont remis leurs rapports sur le financement de la recherche, sur l'emploi et les carrières et sur la recherche partenariale et l'innovation en septembre dernier. À ce jour, aucun calendrier n'est clairement établi. Tous les acteurs sont en attente d'une ambition claire pour l'avenir de la recherche dans notre pays. Ils ne la trouveront pas dans le budget.

L'enjeu est de taille : l'effort de recherche de la France n'a pas évolué depuis plus de trente ans. En effet, la dépense intérieure de R&D (DIRD) oscille depuis les années 1990 autour de 2,25 % du PIB (2,21 % en 2017), loin de l'objectif collectivement fixé en Europe dès le début des années 2000 : parvenir à 3 % du PIB. En outre, en 2017, l'effort de recherche a sensiblement diminué dans notre pays. Pourtant, l'Allemagne dépasse les 3 % du PIB comme la Suède, la Finlande, la Suisse, et l'Autriche en Europe. La France est seulement le 13e pays du monde sur cet indicateur !

Ce rapport du sénat n'est pas très encourageant et il ne faut pas s'étonner si les excellents chercheurs français s'expatrient vers les pays frontaliers, car les salaires y sont 2,5 fois plus élevés. Un enseignant titulaire d'un master à l'université du Luxembourg touche entre 100 000 et 140 000 €/an. Et à l'Université de Yale, où j'ai enseigné pendant quelques années, le salaire d'un Professeur est de l'ordre de 200 000 $.

Nous sommes loin des 70 000€ que touche un Professeur d'université français y compris la prime de recherche et encadrement doctoral.

Le salaire n'est pas la seule motivation financière. Lorsque je travaillais à Yale sur les troubles cérébraux des enfants autistes, le budget qui me fut alloué, en plus du budget prévu pour le service « Pediatric Neurology », fut de 100 000 $, plus un assistant qui me fut affecté. Cela me permit d'acheter dans la semaine de mon affectation un minimum d'équipements.

Si l'on évoque ces facilités de recherche en France, à l'INSERM ou à l'Université on nous répond que l'administration doit contrôler la validité financière du projet et cela prend 6 mois.

Un aperçu des budgets de la recherche biomédicale aux États-Unis

Les budgets comparés :

Budget France : 600 M€ pour 350 000 chercheurs soit une moyenne approximative de 17 000 € /chercheur/an

Budget USA : 15 000 M$ pour un peu plus de 500 000 chercheurs fédéraux et universitaires (dont près de 300000 en biologie-médecine) soit une moyenne de 50 000$ /chercheur/an.

L'organisme appelé « National Science Foundation » donne en moyenne 20% du budget académique. On peut juger des sommes indiquées dans un relevé du mois d'août 2009: (source :https://www.fastlane.nsf.gov/a6/A6RC_THISWEEK.html.)

Regardez les chiffres proposés pour budgétiser les demandes de recherches que nous avions menées en 2009:

Exemple 1 : Top-down Signals for Eye Movements and Perception (*Systeme de détection des mouvements oculaires et perception visuelle*) :

Estimated Total Award Amount: $299,943

Début : Date:Aug 15, 2009 Durée prevue:36 Months

Exemple 2 : Acquisition of a 3-Tesla Magnetic Resonance Imaging (*l'appareil IRM en France coûte 1550000€+ 1000000€ d'accessoires*). USA : Total Award Amount : $1,936,855. Début de la recherche : Sept 2009. Durée prévue : 12 mois.

Fox Institution of MD College Park State, Maryland.

Exemple 3 : Acquisition of a Shares MR Instrument for Inter-disciplinary Work on Cognition, Decision making, Child Development, Children Perception and Emotion (*Instrument partagé entre plusieurs services pour des études cognitives chez l'enfant*)

Amount : $2,558,188. Début des recherches : September, 01, 2019 ; Durée prévue : 36 mois.

Wandell Institution Stanford University State California.

Et les subventions attribuées par le NSF sont si abondantes que je n'en énumèrerai pas plus.

Le fonds est alimenté par des généreux donateurs privés, par les industriels, par des associations. Notre budget pour les études sur les causes des neurodégénérescences cérébrales (Alzheimer, Parkinson, Autisme, etc.) se chiffrait à plus de $2,000,000. Cette somme servant à payer l'achat de microscope à contraste de phase et d'ordinateur, d'amplificateurs, de logiciels, aussi bien que pour rémunérer le personnel embauché pour la durée du contrat ou pour le consommable. Ma dernière demande de Contrat Européen assez similaire en France se montait à 400 000€ et fut rabotée par la commission budgétaire et ramenée à 200 000€. Ainsi, comme on l'a vu ci-dessus, les tarifs des équipements ne sont pas plus chers, parfois moins, mais l'accessibilité et les délais de validation sont très longs.

Voici pour information quelques idées de l'ordre de grandeur des salaires des chercheurs sous contrat :

Source : http://grants1.nih.gov/grants/guide/notice-files/NOT-OD-09-075.html

Pré-doctoral : 20976 $

Post-doctoral 1 an : 39360 $

Post-doctoral 3 ans : 43860 $

Pour comparaison : Voici la budgétisation d'un chercheur dans le cadre d'un contrat NIH (ce sont les sommes demandées lorsqu'on établit le contrat):

Exemple 1 : chercheur temps plein salarié de l'institut : 200 000$

Exemple 2 : chercheur confirmé obtenant un contrat de 9 mois : 150 000$

Pour comparaison, le coût salarial d'un chercheur français est en moyenne de 50 000€ pour un professeur d'université 2e classe et souvent responsable de recherches, il est de 70000 € pour un professeur de classe exceptionnelle et Directeur d'une équipe de recherche.

Je pense que sur ce point-là il n'y a pas besoin de commentaires.

Pour faire complet, je comparerai aussi les prix des équipements parce que si je ne le fais pas, certains diront que les budgets sont plus élevés parce que le matériel coûte plus cher. Eh bien, non ! c'est moins cher et comme la plupart des équipements électroniques utilisés en recherche biomédicale sont fabriqués aux USA ou au Japon, c'est bien plus économique et presque toujours disponible dans les huit jours sans délai d'attente, toujours très longs en France.

Quelques idées sur le prix des équipements :

Un électrocardiographe (c'est l'appareil qui permet, en posant des électrodes sur le thorax, de vérifier le bon fonctionnement du cœur, pour obtenir ce que l'on appelle l'électrocardiogramme ou EKG) équipé de 3 pistes marque Nihon coûte 2500 € chez Distrimed, l'un de nos redistributeurs habituels qui entre dans les marchés publics d'achat alors qu'il est à 2080 € avec 6 pistes chez Clafin medical aux USA.

Autre exemple, la Station diagnostic EKG complète qui permet de détecter les anomalies automatiquement :

4500 € chez les distributeurs français et 3 000 $ chez Clafin medical.

Un microscope à contraste de phase, indispensable pour détecter le calcium intracellulaire par exemple et pour voir les neurones en trois dimensions, coûte entre 8000 et 12000 € en France. Mais on trouve un microscope à contraste de phase ACCU-SCOPE entre 2200 et 3200 $ aux USA.

Un mac book Pro 16 pouces coûte 2190 $ aux USA et en France il coûte 2699 € (voyez les sites Apple store).

Si j'ai choisi ces exemples, c'est parce que, lorsque j'ai travaillé dans le « Neurosurgery Group » de la Yale School of Medecine, on m'a affecté un budget prélevé sur la dotation globale. Cela m'a permis d'acheter directement le matériel qu'il me fallait dans les magasins. Le professeur Spencer, Directeur du groupe, m'a donné un chèque pour aller me servir.

En huit jours, je disposais de tout ce dont j'avais besoin et mon équipe a pu être opérationnelle en moins de quinze jours.

Cela vaut la peine de prendre un avion pour aller s'équiper pour pas trop cher. Cela aussi fait partie des points positifs qui agrémentent la recherche scientifique aux USA. Le problème reste que, en France, entre la demande de subvention et l'arrivée des crédits, il s'écoule des mois voir un an ou deux, ce qui fait que le prix du matériel a pu augmenter. Ensuite, lorsque l'argent arrive, il faut commander le matériel. En France, le distributeur pour le matériel doit être dans un marché, mais dans ce marché, il faut commander le matériel aux USA, cela va prendre des mois avant que cela ne revienne.

La conséquence en est que les expériences ne pourront pas démarrer avant des mois.

Il reste encore une grosse différence entre les chercheurs français et américains, c'est la mobilité.

Le document OCDE (http://www.futuris-village.org/FV-jalons/7-fiches-variables/fiches/1E.pdf sur la mobilité des chercheurs) relatif aux chercheurs américains montre qu'ils se déplacent facilement et beaucoup quittent les USA pour joindre des universités étrangères. Ils vont dans des universités européennes (110 000) ou canadiennes (50 000) ou asiatiques (10 000).

À l'opposé, 100 000 étudiants européens vont aux USA, 50 000 vont vers diverses universités d'Europe, 2700 vont en Asie.

Nous savons que les étudiants américains moyens ne savent quasiment pas parler des langues européennes, à part l'espagnol. Pourtant ils n'hésitent pas à migrer vers des laboratoires de renom en Suisse, en Suède, ou en Allemagne. J'en ai accueilli quelques-uns dans mon service, mais les problèmes d'hébergement et d'administration furent longs et sans mon intervention en préfecture et à la région, ces chercheurs d'universités prestigieuses, habitués aux migrations, auraient pu reprendre le premier vol pour rentrer chez eux. J'ai dû accueillir l'un de mes amis américano-canadiens et collègues, invité, en règle administrativement, parce qu'il n'y avait pas d'hébergement disponible dans nos petites universités de province. Il a tellement rencontré de difficultés qu'au bout d'un an, très au point sur les jongleries administratives françaises, il a opté pour s'installer en France, à Toulouse où il a obtenu un poste de Directeur de laboratoire. Son cas n'est pas isolé, et je connais quelques collègues qui ont fini par se fixer en France pour faire des recherches. Cela ne compense pas vraiment la quantité des chercheurs qui migrent vers les USA, mais c'est un peu réconfortant.

K-L'ENFANCE D'UN "GRAND" CHERCHEUR EST-ELLE DIFFÉRENTE DE CELLE DES AUTRES GENS ?

Naître chercheur? Voilà un futur prometteur ! (Valérie Pécresse, Ministre de la Recherche, 2007)

La génétique aidant, un chercheur naît chercheur et le restera jusqu'à son extinction. Depuis sa première recherche du sein maternel jusqu'à la recherche du temps perdu, je voudrais tracer ici ce que sont les étapes fondamentales de la vie d'un chercheur, savant ou non.

Je crois qu'une vie de recherche ne peut pas être banale, car elle est remplie toute entière des réalités du laboratoire, des espoirs permanents de trouver quelque chose que personne n'a jamais découvert et partant de cela, des désillusions navrantes, mais toujours vite oubliées pour rebondir sur autre chose. Ainsi le chercheur imbrique sa vie quotidienne de laboratoire dans sa vie personnelle. Et comment cela pourrait-il en être autrement, puisque notre principal outil, à nous chercheurs, c'est notre cerveau. Et cet outil, qu'il soit de bonne ou de mauvaise qualité, nous l'emportons partout. Alors, comment, de la naissance jusqu'à la retraite, en passant par la vie conjugale, un chercheur peut-il s'accommoder d'un conjoint ou accepter de partir en retraite.

« Le chercheur qui a mis au point des clones de moutons s'est finalement endormi. » Laurent Riquier (Le moi par moi).

Pourquoi j'aborde un point aussi dérisoire, c'est parce qu'à plusieurs reprises, des chercheurs-conférenciers réputés n'ont pas pu s'empêcher de nous raconter leur enfance « hors du commun » évidemment. Imaginez une foule de trois ou quatre cents personnes dans une salle qui attend qu'on leur parle de la schizophrénie ou de l'infarctus du myocarde, et le petit bonhomme debout sur son estrade commence à expliquer pourquoi il est devenu intelligent.

Vous croyez que je délire ? Voulez-vous qu'ici je vous raconte comment en tétant le lait de ma nourrice la vocation des neurosciences m'est tombée dessus !

Alors, parlons un peu de cette enfance pas banale ! Selon eux.

Demandez à un "grand savant" de raconter son enfance, il vous présentera un accouchement phénoménal, puis une petite enfance nettement parsemée de ce qu'il dit banal, tout en pointant des épisodes de précocité intellectuelle.

Le dernier que j'ai entendu parler de sa jeunesse était un académicien. Il nous a fait un récit public de son enfance pendant deux heures. Des incursions dans les hauts faits de ses arrières grands parents, médecins, permettaient au public de soupçonner des influences génétiques favorables. C'est vrai que ce grand patron de médecine, orphelin prématurément, élevé par son grand-père médecin, issu d'une longue tradition de médecins, avait un avenir tout tracé, à moins qu'il ait présenté une malformation physique ou un trouble mental précoce…

Étant né normalement, le petit savant parlait de manière intelligible 8 jours après sa naissance et malgré un retard de son développement physique qui fit qu'il avait de toutes petites jambes et une grosse tête, il sauta rapidement de la maternité en classe préparatoire sans passer par la maternelle, ce qui est une claire indication de maturité précoce.

Par la suite, ses chevilles prirent une taille surdimensionnée, et malgré ses dénégations en ce qui concerne la taille de sa tête, chaque fois que je l'ai vu, sa tête semblait avoir enflé. Ses collaborateurs ne me démentiront sûrement pas. Somme toute, il avait vécu une enfance qui le préparait à son futur statut d'académicien.

Un grand savant a donc toujours une courte petite enfance, parfois même aucune enfance.

Ses projets de recherches germent dès les premiers jours et il ne peut pas attendre les années de stupide puérilité des autres enfants. Pourtant, n'allez pas croire que les grands savants étaient des autistes géniaux au cours de leur enfance. Non, beaucoup sont devenus bizarres avec le cumul des diplômes, puis des promotions.

Nous osons souvent nous qualifier (non, plutôt qualifier les autres chercheurs) de "caractériels", j'ajouterai aussi égocentrique qu'un enfant.

En effet, beaucoup de chercheurs ne quittent pas l'enfance.

Regardons bien :

- Un chercheur croit au Père Nobel jusqu'à sa retraite.
- Un chercheur est heureux comme un gosse quand on lui donne un nouveau jouet technologique (qu'il abandonne au bout de quelques semaines ou mois quand on lui donne d'autres dernières nouveautés).
- Un chercheur est curieux comme le sont les enfants.
- Un chercheur est jaloux du succès des autres.
- Le langage d'un chercheur évolue peu et rares sont ceux qui présentent leurs recherches de façon compréhensible par le public. Quant à l'écriture, la communication par courrier électronique a rabattu les dialogues au niveau de celui des bébés en crèche.

Quoiqu'il annonce des années de scolarités banales, on note que le grand savant jalonne son récit d'enfance et son parcours scolaire de "tableau d'honneur" "prix d'excellence" et deux bacs à 15 ans. Pouvez-vous en dire autant ?

Non, un vrai grand chercheur n'a rien fait de commun. Il n'a jamais mouillé de couches comme vous et moi (il avait inventé un absorbeur de pipi adhésif), il n'a jamais été collé pour des motifs classiques : "bavard" "chahuteur" et autres situations (cherchez bien !). Lui, il a pu être collé parce qu'il écrivait des formules bizarres sur sa petite table ou parce qu'il mesurait la trajectoire d'une boulette de papier mâché.

Scolarité atypique.

Voilà ! La précocité, c'est cela !...Regardez les biographies des célébrités scientifiques, vous y trouverez par exemple Blaise Pascal en train faire de la géométrie à 12 ans, puis de bricoler sa machine à calculer à 15 ans.

Mieux, il pourrait exister un gène du génie scientifique. Deux exemples connus suffiront.

La famille Curie qui obtint le Nobel en 1903, pour Pierre et Marie, en 1911, pour Marie seule, et en 1935 pour Irène, sa fille. Les frères Tinbergen, qui avaient 5 ans de différence, obtinrent tous deux le prix Nobel à 5 ans d'écart, Jan en 1966 pour ses travaux en économie, mais il était surtout un matheux précoce, et le second en 1973 obtint un prix Nobel de physiologie avec Lorenz et Von Frisch.

Quelques grands savants semblent même ne pas avoir eu de parents. Le récit de l'académicien cité plus haut omet complètement sa mère, et comme son père serait mort quand il avait 10 ans, tout son récit apparaît comme s'il avait géré seul son enfance. Or, c'est cela un vrai grand chercheur, il est un « self made man ». Son parcours scientifique commence le jour de son stage de DEA ou de sa thèse. Son père, c'était son "Maître", un directeur de ses recherches balbutiantes, initiateur de sa vie, cultivateur de son génie.

C'est vrai que nos parcours sont toujours jalonnés de "Maîtres", presque des gourous, puisqu'on parle d'une "initiation" à la recherche et non d'un apprentissage. C'est vrai que l'initiation comporte un parcours initiatique avec ses souffrances à surmonter, avec l'apprentissage du langage particulier au culte scientifique pratiqué, avec les phases d'adoration inconditionnelle du ou des gourous.

C'est vrai que certains savants prestigieux cultivent volontiers le culte de personnalité ou, pour parler botanique, les mandarins cultivent leurs plants comme un pépiniériste qui sème, soigne et bichonne ses plantes. Claude Bernard écrivait en 1872, "il faut avoir été élevé dans un laboratoire…pour comprendre le sens de l'expérimentation".

Un parfait "Maître" a marqué ses élèves qui lui voueront un culte absolu. Le Maître supplée le père, le géniteur. Il est vrai que des vrais Maîtres que j'ai connus émanait la science et la connaissance, sans rien dire, sans rien faire, juste en nous regardant, lorsque nous les croisions dans le couloir, lorsque nous contemplions leur icône placée au-dessus de la paillasse couverte par la sueur de leur glorieux passé à laquelle nous mêlions quelques gouttes de la nôtre.

Il faut donc chercher l'amnésie portant sur les années de scolarité dans ce culte de la personnalité très recherché. En effet, il est dans le rêve de tout jeune chercheur naissant d'entrer dans un laboratoire dirigé ou qui a été dirigé par un prix Nobel, par un Académicien ou au moins par un savant souvent cité par les médias ou que l'on voit souvent derrière les petits écrans.

Est-ce que c’est ce qui a eu lieu ces derniers mois à propos de ce triste épisode de Covid-19. Une quantité énorme de collègues professeurs émérites ou non (émérite c’est le titre que l’université décerne à un professeur qui mérite une récompense pour ce qu’il a fait avant), bref beaucoup de professeurs ont défilé devant les écrans, ont se serait cru à un défilé comme pour Monsieur muscle avec beaucoup plus de candidats. Depuis mars 2020 jusqu'à mars 2021, il y a eu chaque jour 4 à 5 nouvelles têtes savantes qui ont tout dit. Soit entre 1800 et 2000 professeurs de médecine que nous avons découvert à l'écran qui tous savaient tout sur le Covid-19…

Je suppose que quand l'épidémie sera finie on demandera au public de noter chaque intervenant !

Je suis jaloux, car on ne m'a rien demandé pour le Covid…mais rassurez-vous ! Ma tête a fait le tour de France des écrans en 2018 dans un film concernant les aspects médicaux des actes des guérisseurs (« Les panseurs de Secrets », P. Rouquier, 2018).

Le jeune chercheur espère l'osmose bienfaitrice produite par le passage facile entre le cerveau plein de connaissance du savant et le cerveau encore creux du débutant.

Ce n'est pas simplement un principe de vases communicants. Le passage de la connaissance de l'un vers l'ignorance de l'autre doit être arraché, mérité, attendu, espéré comme une grossesse qui dure maintenant environ 3 ans, le temps d'une thèse.

C'est le jour de la soutenance-accouchement que l'on découvrira la quantité de substances intelligentes pompées au détriment du maître.

L- LA VIE FAMILIALE D'UN CHERCHEUR

L'enfer, c'est les autres, Sartre

Le chercheur promène sa paillasse dans sa tête : quand il mange, quand il dort, quand il assure des fonctions basiques ou plus élaborées.

Bref quand il vit, son cerveau ne le quitte pas et où qu'il soit, sa prochaine expérience est en train de prendre forme, l'échec de la précédente est en cours d'analyse, 24h-24, 7 jours/7.

C'est sa solitude.

Pour un savant, "l'enfer, c'est les autres" (Sartre), les autres qui l'empêchent de chercher, de penser librement ou de ne pas penser quand il le veut.

Alors vous pensez la famille, cela l'empêche de penser.

Une solution fréquemment utilisée pour rester sur rail en permanence et se sentir chez soi comme dans son laboratoire est de trouver son conjoint au bout de la paillasse.

Comme dans l'ensemble de l'éducation nationale, où les enseignants convolent fréquemment avec un autre enseignant ou apparenté, pour les chercheurs, c'est à peu près pareil. Le nombre de couples d'universitaires chercheurs, enseignants, techniciens est assez considérable.

Il n'y a pas de chiffre connu, car les nombreuses reconstitutions familiales et le PACS ne permettent plus une identification des conjoints authentiques. Lorsque les deux membres du couple bossent dans le même bâtiment, enseignent dans la même Université, ou pire, lorsqu'ils font les mêmes travaux de recherche dans la même équipe, tout peut arriver.

Le couple peut passer inaperçu durant toute une carrière.

Parfois, le pire peut naître du couple au milieu des autres chercheurs. Cela a parfois créé des situations empoisonnant tout le monde, y compris les étudiants qui n'y étaient pour rien, mais subissaient les tornades conjugales.

Je décris ici un exemple parmi d'autres.

Le Directeur du labo était un brave homme, mais il n'aimait pas enseigner et tout était bon pour nous plaquer pendant un cours. Madame qui était assistante de Monsieur venait aussitôt après la sortie de cours écouter ce qu'on disait de son mari.

Après l'espionnage et un repérage des têtes persiflantes, certains subissaient l'abattage.

En pleine séance de travaux pratiques, les étudiants étaient un peu abrutis par deux heures d'examen de morceau de plantes diverses coupées en fines tranches. Ils avaient les yeux rivés sur l'oculaire du microscope, dans une semi-pénombre ou dans une semi-lumière.

C'est le moment où elle surgissait!

Telle une Walkyrie bondissante, elle allait droit sur le pauvre mec repéré tout à l'heure ; celui qui avait critiqué le patron.

D'un élégant mouvement tournant cyclonique, elle allumait toutes les lumières et profitant de l'éblouissement des étudiants, elle tirait le microscope par le fil électrique.

Selon le cas, c'était la fine lame de frottis qui cassait ou parfois le microscope qui tombait. Là, le malheureux subissait la tempête, la tornade, l'avalanche pendant un quart d'heure. Il était généralement exclu de la séance pour quelque temps, juste assez pour qu'il se paye une sale note d'examen. Imaginez la suite. Tous les ans pendant 30 ans, un malheureux était détruit parce qu'il avait eu des paroles irréfléchies sur le comportement de Monsieur-mon-mari-le-Professeur.

Un autre spectacle qu'elle donnait volontiers était celui de la jalousie. Qu'une étudiante s'attarde un peu trop longtemps dans le bureau marital, et la tempête éclatait dans les couloirs, dans l'amphithéâtre, dans la salle de travaux pratiques. Monsieur-mon-mari-le-Professeur subissait la colère infâme sans broncher, rouge et honteux, couvert des postillons acides de la méchanceté mêlés à la jalousie.

Dommage, car on dit que ce patron fut un bon chercheur, mais Madame son épouse lui a gâché ses velléités d'aller plus avant.

Le même environnement devait prêter aux mêmes problèmes conjugaux, car, en même temps sévirent d'autres égéries acariâtres, avec les mêmes circonstances aggravantes, les deux conjoints travaillant dans le même labo sur le même sujet qui pouvait être de la chimie, de la physique ou de la biologie. Je n'ai pas connu de ségrégation de ces cas en fonction de la discipline. On imagine la vie de la maisonnée, l'agitation, les tornades. Certains couples ont d'ailleurs dû servir de modèles au dessinateur humoriste Dubout.

À l'inverse, certains couples ont passé plus de trente ans sans qu'on remarque qu'ils vivaient ensemble.

Ils ne furent pas méchants ni l'un, ni l'autre, ni l'un envers l'autre. C'étaient des fous de recherche. Oh, une toute petite recherche discrète. Celle que l'on pratique chez soi par exemple. Généralement, cela concerne des recherches de terrain comme la géologie, la pédologie, l'éthologie, l'écologie ou la paléontologie.

Prenons un exemple parmi d'autres cas. Monsieur et Madame étudiaient le comportement des fourmis. Ils vivaient pour les fourmis. Au labo comme à la maison,

Monsieur avait accumulé des centaines de boîtes avec des milliers de fourmis vivantes ou mortes. Il devait les appeler toutes par leur nom, car on le voyait en permanence reprendre ses boîtes, tirer une petite bête délicatement avec ses pinces molles, la placer sous une loupe binoculaire afin de la contempler.

On ne sait si cela éveillait chez lui des phantasmes, mais ses yeux brillaient comme probablement le jour où il avait vu sa future épouse perchée sur une termitière.

C'était il y a quarante ans.

Cette femme était une fort belle ouvrière d'ailleurs. Elle deviendrait peut-être une reine, pensait-il en la voyant. Il est vrai que les délicates antennes, les mandibules bien affûtées et les ailes transparentes bien lissées de la demoiselle étaient particulièrement scintillantes sous le soleil du printemps.

« Un imago. » pensait-il.

Elle ne l'avait pas vu, car elle contemplait plusieurs termites qui commençaient l'ascension de sa longue et maigre jambe gauche. Les petites bêtes cherchaient vainement un peu de viande, et madame cherchait ses pinces d'entomologiste pour les prendre et les mettre en boîte.

Lui, l'élu des sociétés entomologiques, se rua, pinces en avant et pinça la peau de la chercheuse en écrasant le magnifique exemplaire de termite mâle qui chatouillait la future.

Une idylle zoologique venait de naître. Ils achetèrent une petite maison équipée de meubles en formica avec un petit jardin pour y placer la fourmilière de Monsieur, et des belles poutres en bois pour nourrir les termites de Madame.

Leur vie se passa ainsi : galeries du métro, termites du labo, la petite bête qui monte au dodo, avec parfois des fourmis dans les doigts.

Le dimanche, ils rendaient visite aux fourmis du coin, leur apportant chaque fois du miel et de l'acide formique. Elles aiment tant cela. Leurs enfants quant à eux passaient l'été en colonie, c'était la moindre des choses.

Nous les voyions passer dans les couloirs du laboratoire comme les ailés des fourmis, très diaphanes, discrets.

Puis vint le temps de la retraite.

Les yeux rivés sur la loupe, doigts tétanisés sur la pince, ils n'avaient rien vu de la vie, jamais voyagé plus loin que la campagne d'ici, riche en fourmilières (après tout, rien qu'en France, il y a près de 200 espèces de ces petites bêtes).

Quel est leur plaisir de retraités ? Voir des fourmilières géantes des savanes africaines, car ils ont tous les deux la vue qui baisse, et enfin aller au cinéma pour voir "Quand la marabunta gronde" et "L'empire des fourmis géantes".

Ainsi, à travers ces exemples pas forcément représentatifs de tous les couples de chercheurs, on imagine les longues soirées d'hiver passées à lire et relire au coin du feu des publications, à écrire la prochaine conférence, à discuter en tête-à-tête des derniers potins scientifiques et des dernières âneries des collègues communs.

Les sorties ne confinent pas toujours aux travaux de recherche, car il y a des domaines où l'on ne peut pas emmener ses équipements avec soi partout, à moins d'aménager son véhicule personnel en camion laboratoire.

Mais il n'est pas rare qu'un dimanche ou un jour de fête se passe au labo parce qu'il y a des animaux qui ont été injectés avant-hier et il faut les contrôler ou encore parce que des cellules sont en culture dans l'incubateur à gaz carbonique pour 72 heures et pas plus et qu'il faut impérativement les regarder ou encore pour faire je ne sais quoi qui est important pour l'avenir de la recherche.

Et les enfants ? Ils suivent plus ou moins.

Leurs repas, leurs repos, leurs vacances se passent dans cette douillette ambiance feutrée et tendue où l'on compare nos résultats d'expérience, où l'on s'affronte sur les bévues d'un technicien ou les directives stupides du patron qui est le même pour les deux, alors forcément, si on ne l'apprécie pas de la même façon, c'est le conflit. Il est certain que le développement des chérubins des chercheurs ne souffre pas généralement d'un "cocooning exacerbé". Les enfants des chercheurs ont presque tous connu un passage dans les labos, au milieu des animaux et des appareils.

On leur a changé leurs couches en se servant du papier-filtre de chimie ; on leur a donné un biberon réchauffé au bain-marie rempli d'éprouvettes où incubent des bactéries diverses et ils ont joué avec les jolis boutons colorés des appareils d'analyses.

Alors forcément, au risque de répéter la citation de Claude Bernard :"quand on a été élevé en laboratoire…" je dirai que les enfants de chercheurs sont incubés dans un contexte qui n'existe nul par ailleurs. Est-ce là un privilège de ces enfants que de grandir dans ce milieu enrichit, dans ce bouillon de culture de cerveau ; cela marque un cerveau d'enfant à défaut d'en faire un génie.

Que deviennent ces enfants des cerveaux ?

Ils sont ce que les gènes leur ont légué et que leur apprentissage aura gravé dans leur parenchyme cérébral : pas forcément des enfants surdoués.

Il ne semble pourtant pas y en avoir plus dans les progénitures de chercheurs qu'ailleurs, même si, bien des savants ont pu rêver que leurs petits les dépasseraient intellectuellement; souhait bien naturel, même si c'est prétentieux.

La vie personnelle de chaque chercheur est bien connue de ses collègues.

N'imaginez pas que chacun se répande à qui veut l'entendre sur sa vie. Sûrement pas, car l'activité bouillonnante de l'aire du langage d'un cerveau de savant ne dispose pas de place pour parler de sa vie privée.

Les "autres" pensent tout connaître sur leurs collègues parce que les "autres" épient les petits faits quotidiens; les "autres" poussent la hardiesse jusqu'à interroger les étudiants communs pour trouver des indices louches ou des sujets de faiblesse des collègues; les "autres", en panne de matériel, en panne d'idée, en panne de promotion, à court d'imagination, ou parce qu'ils n'ont rien de mieux à faire, observent d'un œil discret les changements d'humeur du collègue.

Ils se forgent ainsi des certitudes à partir des « on-dit ».

Et il y a beaucoup de bruits de couloirs qui circulent dans les labos. Depuis 40 ans que je barbote dans cette mare universitaire, j'ai entendu les grenouilles assises sur leurs nénuphars de bureau coasser sur moi ; j'ai entendu les perroquets colorés par l'abus d'alcool raconter tout et n'importe quoi ; j'ai vu les crocodiles guetter la faute du patron pour saisir voracement son poste.

Alors vous pouvez bien penser que la vie privée de ceux qui sont montés très haut est très facile à voir, à critiquer et à interpréter. Je persiste à dire que l'Université est organisée comme un village, il y a même les cloches (je crois l'avoir déjà dit).

Le divorce d'un universitaire n'est jamais une formalité, mais ressemble à un grand procès historique, à un drame de Corneille, à une tragédie à la chinoise. Cela ne peut pas être simple, car le cerveau d'un savant est tortueux et le moindre événement peut prendre des dimensions inattendues.

Je brosserai ici trois tableaux que j'ai prélevés à partir de centaines de cas identiques qu'on m'a racontés:

M*, médecin détaché à l'INSERM, directeur de recherche : 55 ans, 3 enfants. Il est marié depuis 30 ans.

Son épouse est bien installée dans sa vie de confort, son cocon familial.

L'époux est un savant qui ne pense qu'à ses recherches, que peut-il bien survenir dans cette belle organisation routinière de la famille? Une infirmière accorte passe devant sa porte, à sa portée.

Le savant galope, Dieu Pan retrouvé ou démon de midi juste sonné. Le savant achète un camping-car de luxe et part à travers l'Europe avec la "lumière de ses vieux jours".

La réaction tonitruante de la conjointe délaissée arrive. Après des larmoiements efficaces auprès des relations bien placées, elle provoque une forte incitation à la mutation lointaine du mari, qui devra s'incliner et aller étudier les maladies des enfants des Berbères du Haut Atlas pendant 4 ans.

Le divorce à son retour sera installé et lui se retrouvera sans domicile où aller, mais, qu'importe, sa jeunesse il a retrouvé. Lui, si roué dans le passé, il fait construire un centre de soin qu'il met généreusement au nom de sa bien-aimée.

Que croyez-vous qu'il va arriver ? Un jour, rentrant d'un lointain congrès, pas d'accueil, porte fermée, les clés ne jouent plus dans la serrure, la maison semble vide.

Eh oui ! Il vient en huit jours de se faire rouler, et se retrouve à la rue, dans son camping-car dans lequel les mois d'hiver, il va loger. Sous les feux de la presse, il va larmoyer. Trop tard, la bien-aimée s'est envolée, a revendu la maison, la clinique, et cela en toute légalité.

Moralité:

Si sur le tard, vous avez de l'amour à donner, n'en donnez pas trop, vous risquez de vous retrouver à l'hospice, abandonné et ruiné.

Deuxième tableau:

J*, Physiologiste, Directeur de laboratoire, 55 ans, 3 enfants.

Une étudiante accorte passe à sa portée. Elle l'allume, c'est le redémarrage de la chaudière qui commençait à s'éteindre.

Là, le mandarin distant qui faisait sèchement fondre en larme les étudiantes et qui laminait les étudiants pendant les examens est oublié.

Il s'exhibe derrière les amphis, serrant tendrement dans ses bras la petite étudiante fragile sans ressource, presque une Cosette. Il se rappelle les roucoulades et en oublie son statut, cela fait bien rire chez les étudiants. C'est la panique dans le labo, car le chef devient méfiant. Il pense que ses collaborateurs l'épient et vont aller tout raconter à son épouse.

Il achète un petit studio peu luxueux dans une HLM à la « lumière de ses vieux jours » et lui fait 3 enfants.

Évidemment, le bruit de sa liaison court insidieusement. Personne ne saura si quelqu'un l'a dénoncé. Réaction tonitruante de la conjointe délaissée, qui après des larmoiements moins efficaces que précédemment, met le mari en difficulté et cela provoque peu après la désagrégation de son équipe de recherche.

Il fit quelques travaux et publications auxquels la concubine, occupée à lui faire des enfants, ne participa même pas.

Il mit pourtant le nom de la dame, puis il tenta à plusieurs reprises de caser sa nouvelle moitié dans divers laboratoires.

Mais dans sa nouvelle vie, il avait oublié que les collègues n'oublient pas facilement les vacheries, les crasses qu'il leur avait infligées il y a 10 ans.

Personne n'a voulu prendre la dame dans son équipe. Il mourut peu après la laissant presque miséreuse.

Moralité :

Même si c'est dans les vieux pots qu'on fait le meilleur potage (dicton populaire), quand on est vieux et qu'on n'a pas de pot, on peut se retrouver dans le potage.

Dans la série du crescendo mélodramatique:

J**, éthologiste, 55 ans, 3 enfants. Une secrétaire accorte passe à sa portée, démon de midi.

Il n'achète rien de particulier comme le précédent, et il demande candidement à madame de laisser la place à la nouvelle élue. Il survient évidemment une réaction tonitruante de la conjointe évincée, qui, après beaucoup de larmoiements, se retrouve finalement étranglée et enterrée au fond du jardin.

Pour faire bonne impression, il y a les remords ou la candeur du chercheur ; il dépose une plainte à la police pour la disparition de sa conjointe. Bien entendu le cadavre fut vite découvert et le chercheur passa 30 ans sur la paille humide du cachot, lieu de prédilection pour une grande variété de recherches en biologie sur le comportement des petits rongeurs.

Le tribunal n'eut aucune tendresse et aucune circonstance atténuante ne lui fut accordée.

Pourtant, nous qui l'avons connu pouvons affirmer que ce savant pur jus de la bonne recherche française, qui avait formé des centaines d'élèves, ne s'était jamais montré plus caractériel que les autres.

Il a basculé dans l'horreur ce jour-là, peut-être une nuit de pleine lune ou un vendredi 13.

Moralité :

Mieux vaut aller en congrès seul qu'accompagné par la police.

Le divorce dans tous les cas s'est passé très mal, avec une teinte de violence verbale et même physique. Partant de cela, je me suis souvent interrogé sur la possible agressivité des savants.

La violence physique n'est pas courante chez les savants, au contraire des politiciens.

Peu sont sportifs, et ceux qui sont combatifs le sont verbalement. Les morsures sont parfois cruelles, laissent des traces, peuvent tuer moralement. Mais de l'agression directe, physique, je n'en ai jamais entendu parler.

Je remarque en passant qu'en 40 ans de vie universitaire en présence des étudiants et des chercheurs, je n'ai pas connu beaucoup d'agressions physiques caractérisées.

J'en décrirai trois :

L'une frisait le cocasse quand on connaît la grande ouverture d'esprit et l'absence totale d'agressivité du collègue, enseignant-chercheur, qui s'est fait courser par un étudiant armé d'un cutter.

L'étudiant avait pété les plombs, car il venait de se faire remballer pour sa thèse d'université. Les raisons invoquées : travail insuffisant. Des recherches complémentaires étaient souhaitées et il n'y aurait plus de bourse pour l'année à venir.

Le gars a vu rouge et il s'en est pris à notre ami, qui n'avait même pas de thésard, qui n'avait même pas donné son avis, qui n'était donc en rien concerné par cette recherche et en plus, dont le physique était celui de l'anti-Schwarzenegger parfait, avec ses 1,60 m et la même chose en largeur. En outre, il n'était pas du tout sportif, mais il a couru le cent mètres dans le couloir en 5 secondes. Il a refermé sa porte à la volée sur le cutter du fou, et il a appelé la police.

Heureusement, le claquement de porte a fait sauter le cutter des mains de l'agresseur, et la lame lui est tombée dans le pied. Dans la douleur, il a perdu de son énergie et il est tombé dans les pommes devant la porte. La police est arrivée au moins une heure après. Elle a cueilli l'ex-thésard sans difficulté puisqu'il ne pouvait plus marcher.

La seconde situation violente s'était déroulée sur Paris, au cours des agitations, des agressions et de la violence de 1968.

Une réflexion en passant, pourquoi faut-il que les révolutions sociales se fassent en envoyant les plus irascibles au casse-pipe pour brutaliser le peuple tranquille pendant que derrière, les philosophes comptent tranquillement les points gagnés sur la liberté?

L'institut où je travaillais a aujourd'hui disparu. Il n'était pas loin de Roland Garos. Bien que dévolu surtout aux recherches, il n'échappa pas aux visites d'étudiants agités et à la violence.

La quasi-folie de certains, forcément injustifiée, a touché toutes les couches universitaires. La violence a alors plus ressemblé à des règlements de compte qu'à la recherche d'une égalité et d'une justice intellectuelle.

Dans ces moments, je n'ai dû mon salut qu'à ma force herculéenne et à ma vitesse de réaction, car les irruptions de types agités devenaient quotidiennes. Je m'en suis tiré indemne à chaque fois, mais je n'ai jamais tenté de continuer mes cours, il ne servait à rien d'attiser l'incendie prêt à se propager dans toutes les structures universitaires.

La troisième agression m'a concerné également. Elle explique d'ailleurs pourquoi il est prudent de préserver le huis clos des délibérations de jury. Manifestement, un collègue idiot n'a pas su tenir sa langue à l'issue d'une délibération concernant des promotions et il a raconté mon opposition à la nomination d'un chargé de recherche dont la thèse était nulle et dont le comportement avec les gens du labo au cours du stage de DEA avait été très scabreux.

Il l'a raconté à quelqu'un qui l'a raconté à quelqu'un et qui finalement l'a raconté au candidat.

Celui-ci fou de rage d'avoir été refusé à cause de mon avis a foncé vers mon bureau.

Il a bousculé une de mes secrétaires qui s'est retrouvée repoussée à cinq mètres de son bureau sur son siège à roulettes. Vous avez sans doute remarqué que si les fauteuils de secrétaire n'avaient pas de roulettes, les pauvres femmes seraient renversées douloureusement par les irascibles qui veulent enfoncer la porte du patron. Les roulettes, leur permettent de s'éloigner rapidement d'un éventuel agresseur. Bref, ma secrétaire n'a pas réussi à s'opposer à l'envahisseur.

La seconde secrétaire proche de mon bureau et qui avait tout vu est entrée en hâte dans mon bureau pour me prévenir et se planquer derrière la porte.

L'excité est entré en brandissant un poing rageur, un méchant rictus assassin sur le coin des lèvres. L'écume débordant de partout.

J'étais protégé par mon bureau, sans fauteuil à roulette.

L'explication fut brève, ses vociférations très injurieuses.

Je lui ai demandé de sortir. Je n'allais quand même pas sortir le martinet planqué dans mon armoire.

Il s'est penché au-dessus mon bureau ministre. Il a alors commis l'erreur de vouloir me prendre le revers de ma blouse blanche alors qu'il était en position de déséquilibré mal équilibré la pratique de plusieurs dizaines d'années de judo m'a donné le réflexe de lui coincer le poignet dans le revers de ma blouse et de tordre très rapidement son bras.

Cela fait très mal.

Il a reculé suffisamment pour que je le maîtrise et que je le pousse hors de mon bureau. Je lui ai claqué la porte dans le dos. C’est là que j’ai découvert ma secrétaire restée planquée derrière la porte, pâle comme un linceul.

Il paraît que le déséquilibré, rééquilibré et désarticulé, se promena pendant une semaine avec un brassard pour soigner sa luxation d’épaule. Je n’eus jamais plus de nouvelle de cet individu. Je crois qu’il est maintenant loin de moi et je ne m’en préoccupe plus.

Revenons à la vie familiale du savant.

Finalement, elle serait presque banale.

Elle serait à peu près analogue à celle du cadre d'usine ou du commerçant.

Alors quelles différences y a-t-il entre la vie familiale et intime d'un savant et celle du commun des mortels ?

Les savants de tous les temps ont été décrits comme des ermites, ne mangeant jamais, ignorant le sexe opposé

D'ailleurs on parle peu des femmes dans la vie des savants.

Parle-t-on de Madame Claude Bernard ? (Lui, Claude Bernard, a été le "père" de la physiologie moderne, mais il ne s'est pas marié), parle-t-on de madame Louis Pasteur (pourtant il se maria en 1849) ou encore de madame Einstein (pourtant il s'est marié en 1902) ?

Peu de gens imaginent que les savants ont pu connaître des démangeaisons sexuelles qui les ont entraînées vers un mariage.

Les biographes évoquent les femmes ou les maîtresses des artistes, des écrivains, les muses, les inspiratrices.

Les savants sacrifient une existence entière à leurs recherches. Imagine-t-on Einstein ou Vinci ou Pasteur affublé d'une encombrante conjointe qui aurait fourré son nez dans ses papiers, qui l'aurait appelé à table juste au moment où germait sa théorie de la relativité ou qui aurait nettoyé les éprouvettes dans lesquelles incubaient les bactéries tellement recherchées? Inimaginable!

L'un de mes ancêtres, fondateur de la médecine expérimentale vers 1785, s'est marié en 1792. Il a eu tout de suite un enfant. Puis, dit-on dans sa biographie, il a ensuite passé des nuits entières à l'Hôtel Dieu auprès des malades qu'il avait opéré. De Madame son épouse, on ne trouve aucun commentaire. Était-elle effacée et dévouée à son savant de mari ou une enquiquineuse auquel il échappait en se réfugiant près des malades ? Ce professeur s'occupa de l'enfant du temple assez pour s'attirer la haine des révolutionnaires qui le firent arrêter et qui provoquèrent sa mort en 1793. Ce chirurgien était si estimé de ses patients et de ses élèves qu'une cotisation fut faite par ses élèves, dont Bichat et Gavard, et une sorte de pension fut allouée à son épouse jusqu'à sa mort vers 1820.

À l'opposé, il y a le couple modèle formé par Étienne Wolff, prix Nobel, et son épouse. Il s'est marié avec une de ses condisciples, peut-être même une de ses élèves, et celle-ci l'assista discrètement toute sa vie. Exemple tout aussi remarquable, Pierre Curie a épousé Marie, et leur fille suivit le même chemin glorieux que ses parents, et surtout la même trajectoire que sa mère. Il s'agirait donc plutôt de contre-exemples ou d'exceptions ? Ce n'est pas sûr.

Donc on ne peut pas présumer que les savants sont asexués et confinés à une vie quasi monacale. Si cela avait été le cas, cela devrait avoir plusieurs conséquences:

- Les savants seraient tous célibataires, la preuve du contraire est très claire et il n'y a pas une densité en célibataires chercheurs exceptionnelle.
- Les savants n'auraient pas de descendance. Ici encore, même si les enfants de savants ne brillent pas forcément comme leurs géniteurs, ils ont existé.

- Les savants ne connaîtraient qu'une vie monacale et ne quitteraient pas leur labo que pour aller prêcher leurs paroles savantes dans les congrès.

Ce dernier point est plus vrai, car le temps passe au rythme des expériences qui marchent ou ne marchent pas. Le temps passé en labo n'a pas de sens quand la conscience qu'a le savant de son environnement ne dépasse pas l'orifice de son éprouvette ou l'écran de son ordinateur. Pour ce savant-là, les heures, les jours fériés et les jours de récupération du temps de travail n'ont plus de sens.

Aussi loin qu'on puisse remonter dans l'histoire des sciences, on trouvera des hommes et des femmes remarquables qui ont vécu des vies de couple épiques et mouvementées. Mais ils ont pris le temps de procréer, délaissant leurs chers travaux pour obéir à des instincts bestiaux.

Que penser alors des couples de chercheurs travaillant dans le même laboratoire ? Croyez-vous que Pierre et Marie Curie ou encore qu'Étienne Wolff et Emilienne connaissaient des ardeurs sous leurs paillasses ???

Ce sont là des histoires qui n'intéressent pas l'Histoire.

Pourtant, il y a peu, le journal "Le Monde" se faisait l'écho d'une pétition dénonçant le harcèlement sexuel pratiqué discrètement, rarement, mais sournoisement à l'université.

La "mauvaise conduite" du directeur de recherche ou du professeur, en position de dominant (ou dans n'importe quelle position) vis-à-vis du thésard ou du jeune chercheur, l'un et l'autre totalement dépendant du patron pour leur avenir, est rarement exposée au grand jour.

Le harcelé craint pour son avenir, car la dénonciation requiert des preuves difficiles à fournir sans remuer une boue qui laisse malheureusement des taches difficiles à effacer pour faire sa place dans la communauté de recherche.

Le ministre de la Recherche de l'époque fut saisi, décida que ce tabou devait sauter, mais lui-même sauta de son poste trop vite pour entamer une action efficace.

Et le harcèlement moral ou sexuel au laboratoire reste toujours un sujet que l'on n'aborde pas.

M- UN CHERCHEUR NE PART PAS EN RETRAITE, IL SE CONSACRE ENFIN EXCLUSIVEMENT À SES RECHERCHES

L'absurdité est une bien triste chose et envoyer à la retraite un professeur qui la cultive en est une fort joyeuse.

Georg Christoph Lichtenberg (Professeur de physique (1742-1799)

Le savant pense très peu à sa retraite. Alors lorsqu'on lui fait comprendre qu'il faut quitter la paillasse, c'est comme s'il troquait sa blouse blanche contre un linceul.

Certains continueront tout de même à faire des recherches. Vous savez, ce sont les recherches qu'ils n'ont jamais eu le temps de faire alors qu'ils dirigeaient leur laboratoire à bout de bras, et tandis qu'ils halaient difficilement ces jeunes chercheurs qui attendaient qu'on leur mâche le travail.

« Moi de mon temps!… ». Parfois, le professeur retraité obtient le titre d'"émérite". Ce titre est donné parcimonieusement aujourd'hui, sinon les nombreux départs en retraite transformeraient les labos en hospices et l'université en maison de retraite. Ces nobles vieillards feront trembler le jeune directeur de laboratoire qui craint d'avoir un décès subit dans son service et qui, parce qu'il est trop nouveau, ne sait pas quel numéro d'urgence il faut appeler.

Cet émérite est en train de terminer sa trajectoire au firmament de la reconnaissance scientifique dans une quasi-solitude.

Certains de ceux-là, grands chercheurs, très bons profs, très bons pédagogues, se laissèrent dépérir, ignorés de tous et moururent dans la solitude et l'indifférence.

L'un de ces savants se retrouvant seul à sa retraite venait, par habitude, à 8 heures à son ancien labo.

Il allumait les appareils enregistreurs, il retournait deux ou trois papiers, puis il repartait vers 12 heures non sans avoir tout éteint. Ce manège aurait pu durer jusqu'à sa mort.

Un jour, quelqu'un constata que depuis 5 ans il allumait des appareils dont les connexions électriques étaient dénudées et dont les joints des tubulures sous très haute pression étaient secs. Nous avons dû intervenir, car cela devenait dangereux pour lui et pour les autres, c'est-à-dire les actifs, qui eux avaient encore de l'avenir. Nous lui avons confisqué le matériel pour une prétendue révision et il n'est jamais plus revenu. On dit qu'il en est mort, car en débranchant la prise de courant de la pompe à vide l'un de nous a peut-être aussi débranché sa pompe cardiaque; funeste erreur ! Plus aucun émérite ne fut plus accueilli après lui pour éviter pareille bavure.

Eh oui, un chercheur sait chercher, et parfois il ne sait faire que cela. Si on lui confisque ses supports intellectuels matériels ou immatériels, la frustration devient telle qu'elle peut provoquer un vieillissement prématuré. Et le départ en retraite est ressenti comme une amputation par beaucoup de chercheurs à tel point que certains réussissent à différer leur départ.

Il faut dire qu'il existe des circonstances exceptionnelles qui font qu'un chercheur n'a souvent pas ses 40 et quelques années d'activité quand il atteint 65 ans. Un chercheur en général a fait une thèse. Si son cursus s'est bien déroulé, il entre en thèse à 24 ans et en sort entre 27 et 28 ans. S'il a fait un post doc, il dépasse allégrement les 30 ans. Dans tout cela, les cotisations sociales auront été bien maigres. S'il doit bosser 42 ans, pour prétendre à ses droits à la retraite, il devra attendre d'avoir 72 ans…Et là, c'est dans une hypothèse où tout s'est bien passé. Chaque accroc d'un an, chaque retard d'embauche lorsqu'il postule sur un emploi de chargé de recherche ou de maître de conférences, retarde d'autant la date du départ.

Alors vous comprenez pourquoi beaucoup de chercheurs regardent avant de se *retirer*, comme on dit aux USA. C'est la peur du manque à gagner. Pour dire vrai, quand on cesse d'être un chercheur actif, les primes et en particulier la prime d'encadrement doctorale (près d'un mois de salaire) sont suspendues, comme les autres primes d'ailleurs. Donc, c'est la misère et la pauvreté qui guettent le chercheur retraité. Avec une maigre pension, il ne pourra manger que des choux et des carottes. C'est la décrépitude qui le guette.

Aussi, tout le monde sait qu'un chercheur ne part jamais en retraite. La retraite, c'est pour ceux qui se sont fatigués pendant quarante ans. Alors vous pensez, pourquoi donner une retraite à des chercheurs ou des universitaires qui n'avaient presque pas d'enseignement, qui avaient des vacances à la pelle et qui se baladaient en première classe pour aller se bronzer dans des congrès.

Pour certains, des mauvaises langues ou des jaloux, c'est parce qu'une vie de recherche n'épuise ni le physique ni le mental.

Pour d'autres, c'est parce que le chercheur trop occupé à regarder dans son microscope ne voit pas le temps passer et se retrouve en retraite brutalement. Il lève le regard sur les êtres et les choses qui l'entourent et là, stupéfait, il est comme propulsé dans le temps.

Lui, il a soudain vieilli.

Autour de lui, il voit des étudiants de 20 ans, comme à ses débuts, il y a quarante ans. Il mesure brutalement le temps écoulé depuis ses débuts.

En fait, le temps n'est jamais très long, car, comme je vous l'ai expliqué, il y a quelques lignes, ces savants des années 70 ou 80 sont entrés en recherche à 30 ans ou plus, c'est-à-dire quelques années après une thèse. Ils n'ont donc aujourd'hui que 20 ou 30 ans d'activité et ils sont seulement maintenant arrivés au sommet de leur art. Pourtant, ils sont atteints par la limite d'âge. S'ils ne sont pas professeurs d'université, ils ne pourront pas rester au-delà de 65 ans, sauf quelques exceptions.

Pour être précis, un professeur des universités qui dirige des doctorants au jour de sa retraite peut être autorisé à prolonger l'encadrement des étudiants en cours. C'est cette situation honorifique qu'on appelle l'éméritat dont j'ai parlé plus haut.

Certains éminents collègues très âgés physiquement sont encore très capables de piloter des recherches et restent des mémoires de haute technicité porteurs d'informations encyclopédiques.

Avant le contingentement du nombre d'émérite chaque année, on observait beaucoup moins de chercheurs errant comme des spectres dans leur ancien laboratoire à la recherche des recherches qu'ils n'ont pas réussi à mener ou pour échapper à une vie ordinaire qu'ils n'ont jamais connue.

Ils sont restés perchés pendant 40 ans sur un sommet de connaissances, au-dessus des ignorants de la rue et ils ont très peur de chuter dans la descente vertigineuse vers une vie ordinaire de retraité.

C'est vrai que quand on a passé toute une vie très haut, tout en haut, les autres, ceux qui ne savent pas, paraissent tout petits, petits, tellement petits qu'on fini par ne plus les voir (vieux proverbe).

Alors quel choc lors du départ en retraite; on a la sensation d'être poussé dehors, dans la rue, au milieu de cette vie grouillante que l'on a toujours ignorée. On va se fondre dans cette masse que l'on a presque méprisée. Non, pas tout à fait, puisqu'il y a l'éméritat pour quelques privilégiés dont je fais partie.

Pour ne pas plonger dans la population des pépés piétinants à petits pas pour ne pas partir trop vite avec les pompes funèbres, le nouveau retraité va encore visiter son ancien labo.

Au début cela va, il est encore connu.

Mais très vite, car la mémoire des chercheurs est volatile pour tout ce qui ne le concerne pas, le retraité en visite sent qu'il gêne, puis on l'ignore, puis il cesse de venir voir les anciens qui d'ailleurs sont aussi partis. Quant aux jeunes chercheurs, ils parlent peu et s'intéressent encore moins à ce spectre.

Certains disent :

« Qui est ce petit vieux, c'est comme cela qu'on fini quand on a trop fait de recherche ? »,

Ou encore :

« Attention grand-père, tu gênes nos manips ! »

Ou encore, en s'adressant aux collègues :

« V'là l'enquiquineur qui va encore me raconter les manips qu'il n'a jamais pu faire. Je vais au courrier. Essayez de le dégoûter pour qu'il s'en aille ! »

Disons que les chercheurs actifs sont polis et respectueux des aînés, mais l'ancien, un peu gâteux, les barbe et ils n'osent pas lui dire, alors ils font comme s'il était transparent.

Voilà c'en est fini de la gloire de la recherche et du chercheur "lambda".

On oubliera même ce que vous avez fait, même vos bouquins que vous avez mis des mois ou des années à rédiger, on se rappellera de leurs titres, mais qui se rappellera votre nom à part vos descendants qui toucheront des droits d'auteur.

Le système de retraite a entraîné certains d'entre nous à quitter l'activité plus ou moins tôt.

Pour ceux-là, les choix se sont faits parce que la recherche ne les mordait pas assez ; parce que pour continuer jusqu'à la mort, il faut être professeur, comme si un prof de 95 ans pouvait encore travailler pour l'avenir.

Le cerveau de certains savants de 95 ans n'a pas vieilli aussi vite que le reste du corps. Regardez autour de vous, il y en a bien 2-3 qui continuent de venir assidûment dans un fauteuil roulant, ou qui sont aveugles, ou pliés en deux, les mains noueuses et tremblantes, qui ne peuvent plus tenir une éprouvette ou un stylo. Ils tiennent encore un cartable éculé qui ne contient plus aucun projet de publication, mais simplement les ordonnances pour des médicaments. Mais ils veulent encore humer l'odeur de leur bureau et des produits familiers (qui vous lèvent le cœur).

Entendez-vous le frottement de leurs pieds piétinants à petits pas pesants sur le pauvre carrelage usé ?

Leur visite au labo, c'est leur petit coin de paradis, comme le jardinier aime à retrouver ses choux ou ses carottes, le vieux chercheur aime à retrouver les sensations d'intense activité des recherches de son passé. Celles qui auraient dû lui rapporter au moins un prix Nobel...

LE BLUES DES VIEUX CHERCHEURS
Quand les cheveux blancs
Tombent dans les boîtes de Pétri
Au point de simuler de nouvelles bactéries
Ne cherchez plus, ce sont les ans
Quand, pour partir en mission

À cent kilomètres de la maison,
Il faut un mois de préparation
Ne cherchez plus, ça ne tourne plus rond
Quand pour aller parler d'argent
Avec un sponsor indulgent
Vous oubliez d'être condescendant
Ne cherchez plus, ce sont les ans
Même si poser le stylo et la blouse
Met dans la tête un grand blues
Vous êtes devenue une vieille barbouze
Pour vos élèves et votre épouse
Il est grand temps de poser son grand sac
Et toutes les illusions et les projets en vrac
Ne plus regarder le passé que l'on plaque
C'en est fini pour toujours de la fac
Allons, une nouvelle vie démarre
Celle du plaisir de se lever plus tard
Celle où l'on n'est plus agacé par les thésards
Ou énervé par les dossiers en retard
Une fort belle vie t'attend "vieillard"
Faute d'avenir, sur ton passé jette un regard
Et pense combien tu es peinard
Et vis dorénavant comme un fêtard
(Extrait de "poésie pour les autres, mais pas pour moi")

LE CHERCHEUR ET LES AUTRES.

Un savant est un être de génie que son génie isole.
Il a souvent été décrit comme un solitaire.
Aujourd'hui, cela n'est plus guère possible.
Pour maîtriser les techniques actuelles, pour connaître les bases fondamentales de chacune de nos disciplines, nous avons besoin des autres. Même s'ils nous gênent, s'ils épient nos résultats, s'ils nous critiquent, ils sont là.

Ils nous apportent, parfois malgré eux, un peu de leur savoir-faire qui nous évite de tout redécouvrir depuis le feu jusqu'au fil à couper le beurre pour progresser dans nos recherches.
Les chercheurs d'aujourd'hui, avec leur tête dans les nuages, ont quand même les pieds sur terre.

N- LE CHERCHEUR DE L'AGE DE LA PIERRE

Nous autres savants, c'est dans la nuit des temps que nous cherchons nos preuves. Alfred Capus (« Monsieur veut rire »)

Je pense que le premier métier qui fut créé fut celui de chercheur. Un des premiers humanoïdes, "Lucie", par exemple, découverte par Y. Coppens, puis ses descendants ou d'autres en Chine ou en Europe, ont cherché et trouvé dans les vallées et les forêts de la nourriture, un abri, des moyens de se défendre et de défendre leurs enfants contre les prédateurs divers qui peuplaient les savanes, il y a quelques millions d'années.

Il n'y avait qu'un contrat de recherche en jeu pour les hominidés : survivre et pérenniser l'espèce humaine à tout prix.

Nos méthodes n'ont guère changé depuis.

Pourtant les misères du chercheur ont bien évolué. Quand il étudiait le mammouth laineux, le chercheur gagnait sa viande pour lui et toute sa famille pour toute la saison. Bien sûr, il risquait sa vie.

Le chercheur du moyen âge criait haut et fort ses convictions scientifiques. Encore un avantage, si cela ne plaisait pas aux dirigeants, on lui fournissait le chauffage au pied sans frais. Après, on a vu des chercheurs comme Bernard Palissy qui n'hésitait pas à faire du feu avec ses meubles. Verra-t-on cela de nos jours ?

Les chercheurs de la révolution n'ont pas été particulièrement gâtés. S'ils étaient célèbres, on les envoyait à l'assemblée. Comme la plupart des révolutionnaires ne croyaient qu'à leur liberté, la science ne leur convenait pas, alors ils guillotinaient les scientifiques.

Le bonheur est arrivé au XXe siècle. Pas longtemps.

Dès que vers 1968 on a trouvé que les chercheurs étaient des « glandeurs », nouvelle révolution, on les a condamnés à faire plus, n'importe quoi, mais plus, pour ne pas choquer le public laborieux. Ce fut surtout plus d'administration.

Quelle joie de terminer une dure journée de recherche infructueuse avec une tonne de paperasse incompréhensible à lire, à signer, à transmettre, etc.

L'administration est déjà ésotérique pour les administratifs, alors vous pensez bien que pour un chercheur qui a passé trente ans à faire des mathématiques ou de la chimie moléculaire, quand il ouvre un registre de gestion du personnel ou quand il aborde le logiciel de comptabilité, il panique.

Là, maintenant on comprend le progrès. Les administratifs qui nous surveillent étroitement (budget, missions, etc....) n'ont rien trouvé de mieux que de nous faire remplir des tas de trucs inutiles, qu'ils ne regarderont peut-être pas, mais qui leur permettent d'avoir un contrôle sur les chercheurs.

Alors il y a eu l'informatique et le WEB, la Wi-Fi, Google, Internet. C'est le XXIe siècle.

Maintenant je vis un rêve ! J'ai besoin de savoir comment, pourquoi, où, hier, demain, tout est sur le net.

Mais cela « plante ». La panne, la coupure de courant imprévue, la mémoire saturée, etc. J'étais justement en train de rédiger un texte que j'avais en tête. Je ne l'avais écrit nulle part. Il y en avait cent pages...Tout est perdu.

Imaginez, il y a peu, quand un de mes élèves pressé rédigeant sa thèse n'avait pas fait de copie de sauvegarde. La foudre est tombée sur le transformateur de la fac et tous les disques durs des ordinateurs ont grillé. Le nôtre compris et les deux cents pages avec…

Depuis on nous a installé un onduleur, cela défrise moins…

Et l'étudiant a réécrit son travail avec mon aide et celle des trois autres thésards ; tout à la main. Ah ! Le Progrès.

Non pas tant que cela. On parle beaucoup de la protection des données, mais quand un hébergeur informatique de Strasbourg a brûlé en mars 2021, ce furent 29000 serveurs qui furent paralysés pendant plusieurs semaines, y compris les serveurs de plusieurs Universités de France et d'Europe.

La base de la recherche est l'empirisme et impose la nécessité de trouver quelque chose permettant de survivre dans la jungle des fauves et des proies qui virevoltent dans la recherche.

Pour améliorer les techniques de chasse, cela a imposé aux premiers hommes des trucs à trouver, des astuces indispensables pour manger, pour ne pas prendre trop de risques ou pour se reproduire. L'homme est parvenu à cette époque dite archaïque, puis antique, où somme toute, hormis la cruauté, en quelque sorte, les reliquats de la bestialité des premiers âges de l'homme, des pas de géants technologiques, astronomiques et médicaux furent accomplis.

Ces pas de géant pour l'humanité impliquèrent aussi la même obstination, le même égocentrisme, la même férocité qu'aujourd'hui. Pourtant, les enjeux sont différents. Les contrats ne visent plus guère à protéger l'humanité et à assurer sa survie, et aujourd'hui, les progrès scientifiques se font à plus de 300 000 kms de la terre, et sur notre planète, les avancés techniques se font micromètre par micromètre dans le domaine du nanométrique.

Nos chercheurs français travaillant avec les structures proches de la NASA s'honorent d'avoir créé des technologies comme une caméra numérique perfectionnée actuellement utilisée dans l'expédition du robot *Perseverance* qui analyse le sol martien depuis ce début de 2021.

Pourquoi les 50 chercheurs français qui devaient prendre en main, en 2017, le laboratoire P4 de virologie de Wuhan, n'ont-ils pas donné de suite à l'assistance technique pourtant programmée.

Pourquoi les chercheurs français comme celui qui est devenu par exemple directeur de la Société Moderna Therapeutics qui réalise des thérapies protéiniques n'est-il pas resté en France pour réaliser et diffuser son vaccin « moderna » qui est actuellement, enfin, injecté à des centaines de milliers de Français avec l'espoir de les protéger contre le Covid-19 ?

Le chercheur vit trop souvent seul, comme les premiers hommes, comme Vinci, comme Palissy, comme Pasteur, comme Einstein. "Les savants sont des êtres de génie que leur génie isole".

Ils sont seuls dans leur tête, isolés, souvent incompris, proches des caricatures du savant Cosinus ou du professeur Tournesol. Ces hommes et ces femmes, parfois vus comme des asociaux et des caractériels, cherchent une reconnaissance de leurs pairs, la gloire, ou un regard reconnaissant pour avoir soulevé, pour le bien et l'avenir de l'homme, un minuscule pan de l'obscurité qui recouvre la boîte noire des connaissances universelles.

Ils ont l'espoir de découvrir le meilleur, de faire le "scoop", de voir un jour leur nom luire au fronton du Panthéon des grands hommes que l'histoire n'oubliera pas.

Notez qu'il y a autour de nous et dans nos mains une énorme quantité de découvertes qui nous sont indispensables, dont les découvreurs sont ignorés et le resteront à jamais. Au contraire, la liste est incommensurable des inventeurs dont les inventions sont inutiles ou de simples rééditions de choses existantes accommodées à la sauce du moment.

Se faire un nom n'est pas chose aisée.

Et lorsqu'on a un nom, on rêve qu'il soit dit et répété, cité dans les revues, par les médias, que l'on voit les visages à la télévision, pourquoi pas, jubilation suprême, recevoir le prix Nobel…

Le chercheur de l'âge de pierre, aujourd'hui, c'est par exemple le géologue ou le paléontologue d'un certain âge qui cherche des pierres. Il est seul dans le désert immense, accroché à l'idée germée 20 ou 30 ans plus tôt qu'il existait un manuscrit du 1er siècle av. J.-C. enfoui dans un coin de dune. Il fouille, scrute, retourne chaque grain de sable, chaque caillou suspect, pendant des années, et parfois toute une vie. Les outils : un canif, une petite truelle, un pinceau. Avec guère plus de matériel que n'en possédait les hommes des cavernes lorsqu'ils peignaient les parois, ces savants, millimètre après millimètre, tentent de retrouver dans l'énorme pelote enchevêtrée de l'évolution des espèces, le fil conducteur qui nous permettra de retrouver nos lointains ancêtres. Rien ne le détourne, ni le vent, la pluie, la tempête, la maladie, les anthropophages ou les terroristes.

Et pour qui et pour quoi toute cette concentration, cette agitation, ces risques, ces aventures ?

Pour bien peu ; bien moins de résultats en tout cas que ceux obtenus par l'homme des cavernes. Au moins, ce que le Pithécanthrope ou l'homme de Cro-Magnon trouvait servait immédiatement à protéger sa tribu, à faciliter l'accès à la nourriture ou à l'abriter des intempéries ou des prédateurs. Ses expériences, il les gravait sur les parois, sous forme d'icônes que tous, sur des centaines de générations, pouvaient comprendre; ainsi étaient pérennisées les images des leçons apprises sur le terrain, face aux mammouths ou aux lions. Alors que nos publications internationales, si indispensables pour la reconnaissance par nos pairs, ne sont jamais lues et resteront probablement ignorées du public.

De toute manière nous savons à quelles courses à l'innovation technologique les chercheurs d'aujourd'hui peuvent se livrer. Ces courses sont en partie stériles, car ainsi, à trop scruter les incroyables possibilités qu'offrent les outils du futur, beaucoup oublient le bon usage des anciens outils et la remarquable exploitation que l'on peut encore en espérer.

Quand j'évoque cette « course » de la recherche qui cherche à sortir sa découverte avant les autres, je pense au cafouillage de la quête pour des masques au printemps 2020, quand l'épidémie sévissait sévèrement en Chine et que, parce que les Européens, et les Français parmi eux, étaient très à la traîne de la Chine. Et le corps médical nous proclamait que les masques ne servaient à rien.

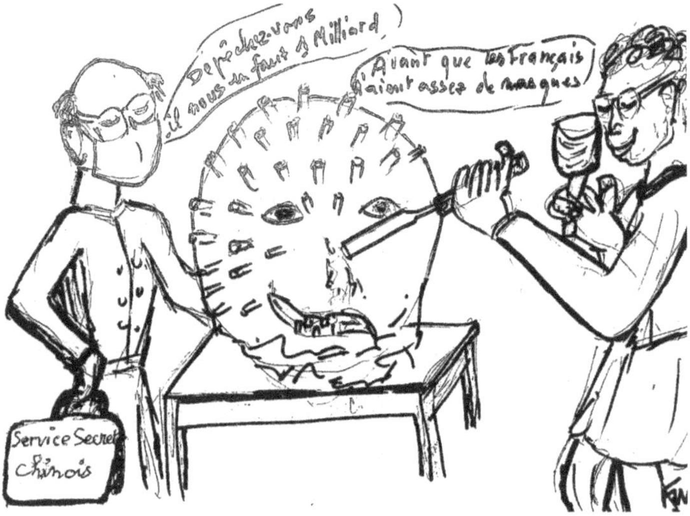
Dépêchez-vous il nous en faut 1 Milliard
Avant que les Français n'aient assez de masques
Service Secret Chinois

Tandis que du côté de la Chine, les habitants se confinaient et se masquaient avec les milliards de masques qu'ils fabriquaient.

En fait quand j'évoque le chercheur de l'âge de pierre, je pense aussi à ces chercheurs qui trouvent commode d'éviter d'évoluer, car cela évite bien des ennuis. Ces chercheurs se changent en pierre, voire en rocher, ou en montagne inamovible dès qu'on leur parle de changement de technique, risquant de bouleverser leur impeccable routine. Ceux-là, par exemple, refusent l'usage d'un ordinateur ; cela se trouve et ce n'est pas rare.

Ceux qui refusent de s'asservir aux techniques avancées se distinguent nettement des autres et passent pour des originaux vis-à-vis de ceux qui, au contraire, courent après les progrès techniques.

Ils n'ont peut-être pas tort d'être méfiants, ceux qui refusent de céder aux derniers cris technologiques, car à trop faire confiance à sa technique, on peut subir des avatars et s'exposer à commettre de graves erreurs.

Je l'ai évoqué plus haut, mais, c'est aujourd'hui, en mars 2021, un exemple malheureux de la défaillance des protections des données, qu'elles soient scientifiques ou médicales ou financières, avec cet incendie qui a gravement endommagé une entreprise Strasbourgeoise qui héberge les données informatiques de milliers de grosses entreprises, bloquant par exemple le site gouvernemental data.gouv.fr ou encore l'aéroport de Strasbourg, et beaucoup d'autres sociétés Françaises. Ainsi, en 2021, à l'ère du tout numérique, une petite panne peut paralyser toute une économie. C'était donc le bogue de l'an 2021 ! (Que tout le monde craignait en l'an 2000).

Imaginons toutes ces informations que nous donne aujourd'hui l'imagerie médicale. L'image radiologique classique est déjà assez délicate à interpréter, mais son ancienneté, la pratique, la relative simplicité de la technique limitent les erreurs d'interprétation. L'imagerie utilisant la résonance magnétique nucléaire (RMN), et l'imagerie par positons (PET scan) reposent sur un ensemble de techniques informatiques, de lectures automatisées, de fausses couleurs, de fausses images reconstituées, de superpositions d'images. Avec peu de pratique ou encore très peu de rodage, on imagine à quelles erreurs et à quelles fausses interprétations un excès de confiance peut conduire. Imaginons les conséquences d'une panne informatique qui bloquerait ou détériorerait les données numériques conservées sur l'imagerie.

C'est tellement vrai que j'ai un jour failli me retrouver aveugle parce qu'un ophtalmologue trop confiant dans son ophtalmomètre automatique ne trouvait que des patients aveugles d'un oeil, et je faisais partie du lot. Il a fallu que je lui démontre que le passe verre piloté par ordinateur était en panne et que toute la journée, il avait donné des diagnostics erronés !…Et il y a encore beaucoup d'autres bourdes venant d'une trop grande confiance dans le matériel que je connais ou que personne ne connaîtra jamais.

Je pense que l'informatique avec ses performances inouïes donne au chercheur une impression de confort, de sécurité, de confiance regrettable. Voilà qui est trompeur. Lorsque nous faisions des évaluations statistiques avec une règle à calcul ou une calculette, nous n'étions sûrs de rien. Nous reprenions les résultats jusqu'à la certitude. Cela pouvait être très long, mais parler d'intervalle de confiance signifiait quelque chose. Aujourd'hui on rentre des milliers de données dans un tableur, on affiche le test statistique qui paraît convenable et en deux minutes, les résultats s'affichent.

La suspicion, sœur de la vérité pour les chercheurs, a sérieusement perdu sa raison d'être. Aujourd'hui, nous faisons définitivement confiance à l'outil informatique, et nous ne pouvons pas imaginer un instant que nous revenions à la règle à calcul.

Mais, après tout, supposons une panne de courant géante qui dure un mois. Il nous faudra bien reprendre nos vieux outils !

O- LES CHERCHEURS, LES HONNEURS ET LES MÉDIAS

Le jour où les savants découvriront l'emplacement exact du centre de l'univers, c'est fou le nombre de gens qui vont être déçus que ce ne soit pas eux. (Anonyme)

Les chercheurs ont ceci de commun avec les artistes, c'est que sous des apparences puériles et détachées des choses matérielles, ils aiment les honneurs et ils aiment que leur nom soit dit et répété avec ce qu'ils ont fait d'extraordinaire pour l'humanité.

L'absence de récompense, quelle qu'elle soit, financière, médiatique, sous forme d'un prix ou d'une médaille engendre un sentiment de frustration profonde créant des cohortes d'ex-futurs savants dégoûtés, aigris, insatisfaits.

Ce sont ceux-là qui sapent l'esprit candide et optimiste du chercheur débutant et qui freinent l'élan enthousiaste des cerveaux en pleine incubation de la meilleure publication sortie depuis un siècle dans "Nature" (une des revues scientifiques en langue anglaise les plus cotées pour le monde de la recherche, l'autre étant "Science").

Les récompenses scientifiques sont plus rares en France qu'aux USA où les "*grants*" (bourses) sont abondantes et intéressantes financièrement, car elles sont proches de l'équivalent d'un salaire. Nos prix font figure d'aumônes, mais c'est tellement agréable de s'entendre encenser au moins une fois dans sa vie. C'est tellement glorifiant que les jeunes nominés passent sur la taille minuscule du prix.

Comment on obtient cet insigne honneur ? Les Dieux de la recherche étant tout à fait indifférents à l'argent et à la gloire, la distribution des honneurs se fait sur critère de bonnes relations avec quelqu'un qui "parraine" le chercheur. Cette recommandation est *indispensable*, écrite, jointe obligatoirement au dossier. Elle représente 75 % du succès.

Nanti de ce fabuleux document signé de n'importe qui pourvu qu'il soit académicien de quelque chose ou très en vue, le prix machin chose est dans la poche. C'est la citation dans les journaux, à la télé.

Les vrais honneurs, ce ne sont pas nos pairs qui les font. Eux ils vous font monter ou descendre dans la côte scientifique.

Ce sont les médias qui décident de notre mérite honorifique. Les journalistes ne connaissent rien à la science, à la médecine, à toutes ces connaissances méritoirement acquises en toute discipline. Non, ce qui les incite à pousser un chercheur parmi d'autres devant l'écran, c'est sa gueule de savant, c'est aussi la matière la plus citée par les foules, car c'est ce qui fera de l'écoute ou du lectorat.

Les verres grossissants des écrans de télévision montrent plus les poils du nez des chercheurs que la réalité des laboratoires. Pourtant c'est à partir de ces zooms sur un chercheur, pas forcément représentatif de ses collègues, qu'ils définissent la science en pointe, le savant que l'on doit voir aujourd'hui et qu'on oubliera demain.

Mais comme l'aquarium ne montre que quelques jolis poissons, mais pas l'océan dans lequel ils ont vécu, le téléviseur laisse dans l'obscurité totale les milliers de chercheurs besogneux qui ont participé, chacun à leur manière, au progrès des connaissances de l'humanité.

Ainsi, celui qui parle de la branche médicale qu'il connaît a bien souvent abandonné le travail à la "paillasse" ou en clinique depuis bien longtemps. Certaines assertions peuvent alors faire bondir les chercheurs "sur le terrain" par leur décalage avec la réalité.

Quand on sait combien il est difficile de suivre les progrès de nos domaines très pointus, on peut penser que les passages fréquents à la télé font prendre de la distance avec le travail de terrain et avec l'expérience. Or la production éditoriale et épistolaire dans beaucoup de domaines scientifiques est telle, je l'ai déjà souligné, qu'en quelques semaines, des connaissances de base peuvent se trouver bouleversées. Et cela, c'est la base de toutes les recherches en sciences. Un chercheur de base doit passer la moitié de son temps à la paillasse, à produire de la sueur, à tremper ses mains dans le cambouis ; l'autre moitié est consacrée à un travail d'équipe consistant en réflexion, en « diffusion du savoir » et en publications ; la troisième moitié, qui se fait à la maison, dans le train, à l'hôtel, parfois dans le labo, consiste en analyses bibliographiques hebdomadaires.

Nous sommes pratiquement tous abonnés à la publication "*Currents Contents*". C'est un relevé hebdomadaire des sommaires et résumés des publications scientifiques du monde entier. Fastidieux s'il en est, c'est malgré cela un travail nécessaire d'épluchage, qui s'il est mal fait, peut coûter des mois de recherches inutiles.

Cela peut-être fait par un documentaliste attitré, mais un directeur d'équipe doit impérativement surveiller la littérature de son domaine de recherche en temps réel. Il est donc bien difficile d'être au courant de vastes champs disciplinaires et de les expliquer sur un écran. Il n'est donc pas rare que nous sursautions en entendant parler par la presse de recherches présentées comme très récentes, mais que nous connaissions depuis un ou deux ans.

Après cela, on me regardera de travers dans les couloirs de Jussieu, de Pasteur ou de l'un de ces temples de la recherche scientifique. Je pondérerai mon propos en soulignant qu'après tout, laissons les journalistes encenser quelques-uns d'entre nous si, partant de là, il existe des retombées utiles pour la vie des labos. Après tout, si les prestations télévisuelles faites par quelques-uns d'entre nous permettent d'améliorer efficacement la vie des hommes et des femmes qui rament dans les galères des laboratoires, je ne m'en plaindrai pas.

Il est des honneurs internationaux.

Le plus célèbre est sans nul doute le prix Nobel.

Même si Nobel a d'abord été un savant créateur de morts avec ses explosifs, il s'est "racheté" en instaurant le Prix Nobel de la paix.

Je n'émettrai là qu'une remarque qui est d'ailleurs celle souvent formulée par les heureux élus. Les médias glorifient le nom "du prix Nobel" quand nous savons que les grandes découvertes actuelles sont le résultat d'un travail d'équipe. Pas de deux ou trois membres de l'équipe, mais des dizaines de chercheurs qui ont apporté une grosse ou une petite contribution. Il y a là une certaine ressemblance avec les honneurs militaires, car même si la victoire a coûté la vie de mille hommes de troupe, le nom du général victorieux, mais encore vivant ne sera jamais oublié.

Je ne peux pas parler des honneurs sans oublier une distinction qui ne rapporte rien à ceux qui la reçoivent, mais qui met en route un cérémonial ressemblant à une grande messe. Je veux parler de la remise de diplômes "Honoris Causa" (titre décerné à une personnalité éminente). C'est un événement qui se déroule en grande pompe, avec costumes traditionnels d'universitaires, c'est-à-dire la toge, les rangs d'hermine synthétique et le bonnet distinctif. C'est charmant et coloré, avec musique, décorum, chaque parrain fait d'énormes éloges sur son filleul. Il y a une remise de diplôme et d'un petit cadeau. Cela figurera dans le grand livre de la postérité.

Ici, ces savants ont reçu des honneurs.

Mais qu'en est-il pour ceux qui ont tout donné à la science et regardent l'un des leurs, pas meilleur, pas moins bon que les autres, rafler les prix, les félicitations. La recherche aujourd'hui est TOUJOURS le fruit d'un travail d'équipe. Il y a bien sûr les "Poulidors" de la recherche, les éternels seconds, parce qu'ils n'ont pas le don de baratin ou qu'ils n'ont pas eu la chance d'être là au bon moment devant les caméras. Certains de ces savants-là ruminent durant des années ce qu'ils ont loupé et le font savoir autour d'eux, et cela ne sert pas beaucoup l'image de la recherche.

Aux honneurs succède l'incontournable passage à la télévision ou dans un journal.

L'écran de la télévision est un miroir déformant. Je l'ai déjà dit.

Les journalistes qui ne pensent surtout qu'à faire du jamais vu (*du buzz*) pour faire de l'audience n'ont aucune considération et même pas plus de respect pour le professeur machin qui a mis au point la greffe de lobe frontal, que pour le politicien qui gère honnêtement sa région, que pour un quelconque amuseur public, chanteur ou acteur. L'essentiel est qu'on parle du savant qu'ils ont ciblé.

Il y a les savants qui ne cherchent pas la notoriété, mais qui rencontrent par hasard le journaliste en mal d'article ou qui ont deux minutes de télé à boucher. Disons par exemple que les travaux de l'équipe ont un peu intéressé un journaliste. Quand vous regardez ce qu'est devenue votre problématique dans un journal ou à la télé, vous constatez que les commentaires que vous avez fournis avec soin avant l'entretien sont devenus un bla-bla de vingt secondes parfois sans intérêt.

Il y a aussi les savants qui aiment passer à la télé ou à se voir dans les journaux quels qu'ils soient. C'est une forme de narcissisme très peu fructueuse pour la recherche et qui trompe rarement les sponsors et les financeurs officiels.

Il y a encore les savants qui se retrouvent conviés devant les caméras à tout bout de champ parce qu'une fois, ils ont présenté quelque chose d'assez clair devant une caméra, donc on leur en redemande. Certains sont vus tellement souvent qu'on peut se demander quand ils trouvent le temps de gérer leur équipe et si même ils ont encore le temps de suivre l'évolution des travaux dans leur domaine.

Il y a encore peu de temps, je ne pouvais pas ouvrir la télévision sans voir un de mes amis parler de ses conceptions et de ses recherches sur un sujet apprécié par les enseignants. Comme sa vie se passait entre un avion pour le Brésil ou le Viêt-Nam, une ou deux heures de passage télé chaque semaine, deux bouquins écrits chaque année, et qu'il mangeait et dormait comme tout le monde, je me demande encore quand il avait le temps de suivre, d'enregistrer puis d'analyser les travaux qu'ils décrivaient avec tant de précisions.

Pourtant il relatait des faits contrôlables et incontestables.

Sa recette, une douzaine de collaborateurs efficaces qui lui pondent régulièrement et soigneusement les textes relatifs aux recherches qu'il endossera lors d'un prochain passage à l'écran.

Il y a les savants qui parlent bien, simplement, qui sont spontanément médiatiques.

Rien à dire, je les envie, car je n'ai pas eu ce don.

Je les envie, car chaque fois que la télé nous filmait eux et moi, eux se voyaient en gros plan pendant 10 minutes et moi, à qui l'on avait fait faire pendant une demi-heure un lourd bla-bla, je n'occupais plus qu'une minute d'écran. Ceux-là, je les apprécie quand même, car, après tout ils contribuent à leur manière à faire connaître leurs pairs qui travaillent dans l'ombre, ou dans l'obscurité parfois, et dont les journalistes ignorent tout, et ne s'y intéresseront jamais.

Proverbe médiatique : si tu veux qu'on te connaisse, fais-toi voir.

Le domaine de recherche est précisément celui qui accroche le journaliste en fonction des thèmes en vogue. Les sciences médicales, l'astrophysique ou encore l'écologie sont des domaines de prédilection. Le premier domaine intéresse parce qu'il concerne la vie et la mort de chacun ; le second domaine fascine, car il fait appel à des dimensions incommensurables et évoque un infini impalpable par le public ; quant au troisième domaine, il intéresse, car quand on parle du comportement des animaux, cela plait aux enfants et les parents ont l'impression de tout comprendre. Mais ces trois points ne représentent que très peu les autres domaines scientifiques. Comment faire comprendre l'immunité, la génétique, les quasars, les trous noirs ou les théories comportementales de Schenkel au public. Cela intéressera-t-il seulement le public? Probablement pas plus que si on tente d'expliquer, même simplement, le fonctionnement d'un c-MOS ou l'électronique utilisée dans une carte réseau ou encore la théorie des réseaux neuronaux.

Donc, les chercheurs ne sont pas égaux devant les médias. Ils le savent et en souffrent.

Imaginez la lutte pour paraître à l'écran quand un reportage télévisé est annoncé. Chacun passe devant la caméra, espère se voir le soir, et...rien ! Le journaliste n'a filmé que l'appareil à distiller de l'eau pendant 1 minute...Combien d'épisodes cocasses et de poussées du coude plus ou moins discrètes se sont déroulés sous l'œil noir et impavide de l'objectif du journaliste pour tenter de se faire voir à côté du ministre de la recherche en visite, à côté d'un savant très bien placé auprès du ministre, ou pour tenter seulement d'être vu pendant un quart de seconde au journal de 20 heures.

Les congrès sont souvent filmés et les collègues ont ensuite le plaisir de se voir et de s'entendre sur un petit écran. Mais c'est celui qui n'a qu'une diffusion interne. Donc si vous souhaitiez être vu entre la Terre de Feu et le Tibet, de Sydney à San Diego, il faudra faire autre chose.

Combien de savants géniaux dans l'histoire des sciences seraient considérés comme médiatiques aujourd'hui ?

Pouvait-on considérer qu'avoir eu son portrait peint par David en 1788 ou qu'avoir son buste sculpté par Rodin représentait la notoriété et la popularité au début de 1900 ? Pensez-vous que la gloire d'un grand chirurgien matérialisée dans une statue a beaucoup dérangé les notables quand, en 1914, quelqu'un décida d'utiliser ce bronze exposé au centre-ville pour le fondre et en faire des obus. Quelle honte pour la mémoire de cet homme qui fonda la chirurgie moderne et travailla dur pour ressusciter les morts. Rassurez-vous, son buste a été refondu récemment et remis en place dans son village Franc-Comtois natal. Voilà qui a remis de l'ordre dans sa célébrité.

C'était un peu comme s'il passait à la télé pour la première fois, mais 200 ans après sa mort.

Tout le monde connaît aussi le portrait clownesque d'Einstein lorsqu'il tire la langue. Mais a-t-il seulement fait l'objet d'articles sérieux dans les journaux? J'ai recensé un ou deux articles dans le New York Herald Tribune vers 1930, mais il ne fut pas plus glorifié que Lindbergh ou n'importe quel boxeur de l'époque. En fait, sa gloire fut plus médiatisée après sa mort que pendant sa vie qui fut pourtant très pittoresque, mais très tournée vers les autres, autant qu'elle fut scientifique.

P- COMMENT NE PAS DEVENIR PRIX NOBEL ?

La science est une chose trop importante pour être laissé entre les mains des seuls savants.

Karl Sagan (*Contact*)

Le chercheur est un candide égoïste narcissique nombriliste.

Certains n'ont jamais réussi à atteindre un stade de maturité suffisant pour dépasser ces défauts. Ils feront toute leur carrière en s'imaginant que le monde entier, c'est-à-dire leur communauté disciplinaire, non ! Plutôt leur environnement immédiat, formé d'une cour de 4-5 thésards et de 2-3 maîtres de conférences, contemple béatement leurs travaux, leurs résultats et leurs 2 publications scientifiques dans un canard lu par 2 personnes dans le monde.

Que dire lorsque la notoriété gagne cet homme (plus rarement cette femme) ? Qu'un thésard le flatte au cours d'un congrès quelque part dans le monde et il se redresse pour vérifier que c'est bien de lui qu'il s'agit. Qu'un autre chercheur lui dise quelques mots en anglais qu'il traduit comme une glorification, et c'est parti sur le tapis rouge de la renommée, les trompettes de la gloire, l'académie des sciences, de médecine, de lettre, puis Stockholm et le prix Nobel.

L'un de mes ancêtres était un illustre Professeur de médecine, inventeur de la médecine expérimentale. Il perdit la vie en 1793 dans des conditions suspectes, sous la Révolution française, et pourtant il n'avait pas perdu la tête, malgré ses chevilles enflées, disait-on. Gloire certaine de la médecine, l'histoire n'a retenu de lui que le nom de ses élèves, dont Bichat fut l'un des plus éphémères (il est mort à 30 ans), mais le plus connu. Pour rappeler les hautes sphères où il semblait avoir assis son ambition, quelqu'un grava sur sa tombe :"Porte du temple de mémoire, ouvrez-vous, il l'a mérité, il vécut trop peu pour sa gloire, et beaucoup pour l'humanité". Mais Nobel n'était pas encore né, sinon cet ancêtre aurait certainement rêvé d'avoir ce prix-là et avec ce qu'il fit pour le progrès de la médecine, je suis presque sûr qu'il l'aurait décroché.

Combien d'autres nobélisables ai-je connus ? J'en ai côtoyé 3 ou 4, fort érudit, très haut dans le firmament, dont l'aura était d'ailleurs très utile à tous ceux qui souhaitaient se faire un nom dans la recherche. Ces Maîtres, tout de même membres de l'Académie de médecine, au moins, m'ont regardé passer dans la recherche scientifique en susurrant :

« Figurez vous mon cher qu'à votre âge, le professeur W., lui-même prix Nobel de Biologie, avait fortement appuyé ma candidature au prix Nobel, mais le Professeur Y avait un candidat politiquement mieux placé ».

L'un de ces éminents chercheurs en biologie avait enclenché un mécanisme obsessionnel et de frustration, à tel point que nous prenions un sadique plaisir à provoquer le démarrage de la phrase citée au-dessus, et cela jusqu'au jour de l'arrosage de son départ virtuel en retraite. C'était bien virtuel, car il a continué pendant encore quelques années à nous expliquer ses recettes pour devenir nobélisable.

Son cas n'était pas isolé. Même si on ne fait pas de recherche pour décrocher un prix, il n'empêche que nous espérons tous une marque de reconnaissance que nous voudrions à la hauteur des ambitions de chacun. Or pour ouvrir les portes du temple de la gloire, il faut des clés qui ne se trouvent pas sous un microscope ou dans une boîte de Pétri.

Comme pour les prix littéraires, il y a un certain mystère dans les choix des jurys. Pourtant, quelques jours avant les résultats, des bruits de nobélisables courent dans les couloirs de certains labos. De passage à Stockholm il y a quelques années, j'ai interrogé quelques-uns de ces élus qui sélectionnent, qui trient, qui évaluent et je n'en ai rien tiré pour mon propre avenir.

Qu'il me soit permis ici de rendre hommage à ceux que le doigt de la gloire n'a jamais effleurés et qu'elle n'effleurera jamais.

Il en est qui ont mérité et dont le nom est resté dans l'ombre. Tenez, au hasard ! Émile Menier, sa vie devait être vouée à la recherche pharmaceutique comme son père, mais en 1860, les normes sanitaires -Déjà !- lui imposèrent de fabriquer du chocolat, et quel chocolat ! Bien sûr, cela le rendit très riche, mais n'aurait-il pas mérité plus de reconnaissance pour le bien qu'il fit au palais des gourmands comme moi ?

Q-LE VIVARIUM UNIVERSITAIRE

Je me sers d'animaux pour instruire les hommes.
Jean de la Fontaine

De quel vivarium s'agit-il ici?

Les biologistes disposent d'animaux enfermés dans des cages, des aquariums ou des terrariums. Ils s'en servent pour étudier les comportements passionnants des petites et des grosses bêtes.

Les chercheurs en blouses blanches ont parfois leur uniforme taché du sang des innocentes petites bêtes qu'il a fallu sacrifier à l'autel de la connaissance scientifique et du progrès médical.

Certes, l'utilisation d'animaux s'est considérablement réduite depuis des années. Une charte de protection assure de l'usage correct. C'est un sujet sérieux que celui de la protection des animaux et je n'en dirai pas plus ici.

L'élevage des animaux en vivarium dans le labo sert à appuyer des concepts sur la vie sociale, sur les relations interindividuelles, sur les comportements sexuels et cela peut être étendu à l'homme. Certaines recherches sur l'animal permettent d'analyser les variations des paramètres environnementaux sur diverses espèces animales et éventuellement d'extrapoler à l'homme.

D'autres recherches sur les animaux ont permis de comprendre l'évolution de certaines maladies et de mettre au point des médicaments.

Certaines techniques de chirurgie sont mises au point par des essais préalables sur des animaux d'élevage, tel le porc.

Ces tests sont faits dans les mêmes conditions que celles utilisées pour opérer un homme et il est évident que toute souffrance de l'animal-sujet est inconcevable, car elle signifierait que les mêmes interventions sur l'homme mettraient l'intégrité du patient en danger.

Toujours est-il qu'étudier le comportement et l'intelligence des animaux incite à la réflexion. Et tout en regardant mes rats réfléchir à des tests complexes, je regardais de loin et je trouvais que les collègues du labo leur ressemblaient.

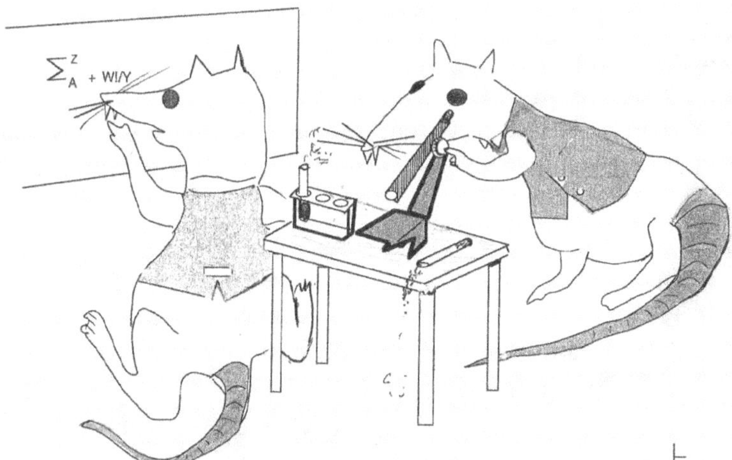

Animaux savants de laboratoires

L'Université est un vivier où se créent, incubent, croissent, les brillants cerveaux qui développeront la connaissance et le progrès dans le futur.

L'Université est un vivarium dans lequel évoluent diverses espèces d'individus au sein d'un groupe animal pour le moins hétérogène, celui des chercheurs.

J'ai déjà parlé des *termiteuses* de conférences, mais il y a aussi des ours qui ne vous diront jamais un mot, même après dix ans de labo commun.

Il y a des singes, qui chercheront à imiter leur patron en pensant que c'est la meilleure façon de réussir.

Il y a des crocodiles qui guettent le chercheur qui monte trop bien à leur goût et qui sait trop bien nager dans leur mare, alors, ils chercheront à lui donner un coup de dent au passage.

Nous verrons des loups, qui attaqueront en groupe les chaperons chercheurs égarés.

Que dire des paresseux, nous en connaissons tous. Ils scient parfois la branche sur laquelle ils sont restés accrochés la tête en bas pendant des années.

Nous avons aussi des crabes qui tournent dans des paniers et s'entre-dévorent pour tellement peu d'enjeu qu'il vaut mieux les laisser faire. Et il y en a mille autres encore.

Cela ressemble aux "Histoires Naturelles" de Jules Renard, mais en moins poétiques. Cela pourrait être le livre de la jungle, mais entre chercheurs, ce ne peut être que la loi du plus fort qui domine, de sorte que parfois c'est vraiment la jungle.

L'Université est un espace clos dans lequel on ouvre parfois les portes pour montrer les animaux savants dans les laboratoires ainsi que pour montrer des animaux des savants de laboratoires. Il est difficile de savoir ce qui attire le plus la curiosité des visiteurs à venir aux « portes ouvertes » des laboratoires. Je pense surtout que le public vient constater que les savants ne font rien de dangereux et ne gaspille pas les deniers publics.

Il est vrai qu'aujourd'hui nos concitoyens sont nettement mieux informés sur les sciences qu'il y a 20 ans. Il n'est pas un homme ou une femme de la rue qui ignore ce qu'est un quasar ou un cytomégalovirus. Et aujourd'hui, les médias se sont gargarisés depuis mars 2020 pour expliquer ce qu'est un coronavirus au public couché sur un lit de réanimation. Pourquoi n'ont-ils pas lu le merveilleux livre « Astérix et la Transitalique » sorti en 2018 ? Ils y trouveront un Romain masqué nommé Coronavirus monté sur un char qui dominera presque toute la course. Beaucoup de concurrents seront accidentés et éliminés, jusqu'à ce qu'Astérix, l'astucieux gaulois, découvre que le valeureux Coronavirus a triché, piloté par un sénateur appelé Bifidus, lui même au service payant de César. Enfin voilà une histoire prémonitoire où le virus masqué sera finalement le perdant. Rêvons que bientôt le coronavirus Covid-19 perde la partie sous les huées de tous les malades qu'il a fait souffrir.

Mais pourquoi, malheureusement, Albert Uderzo, l'un des pères d'Astérix, a-t-il été vaincu par le covid-19 qui l'a tué le 24 mars 2020 ? Étrange coïncidence !

Les émissions diffusées à la télévision furent souvent des luttes intestines entre mes amis et collègues les Professeurs de virologie, d'épidémiologie et de réanimation qui s'affrontèrent non pas pour proposer des traitements sûrs et efficaces pour empêcher les gens contaminés de mourir, mais pour défendre leurs propres concepts de la recherche médicale. Les deux ou trois médecins rebelles qui ont proposé des traitements, qui ont osé utiliser des médicaments pour soulager et surtout guérir des malades ont été relégué au rang de parias, de rebelles et menacés d'excommunication…

Ainsi, il y a eu pendant plus d'UN AN des quantités d'émissions scientifiques toutes très riches, très claires, d'un niveau parfois tel qu'on se demande à quoi sert l'université. Une heure de biologie des écrans de la cinq est nettement plus intéressante que trois heures de cours en amphi débitées par un enseignant désuet qui répète le même cours depuis sa nomination il y a vingt ans.

Alors, que voulez-vous que le public vienne voir dans les labos lors des portes ouvertes. Les visiteurs viennent chercher le fantôme de Pasteur ou celui d'Einstein, à moins qu'ils n'espèrent croiser le spectre de Frankenstein. Ils croient encore un peu à la magie et à l'alchimie de la science. Ils pensent découvrir un peu de la vie secrète des bêtes de recherches.

Avouons-le, beaucoup de patients ne croient plus à la médecine traditionnelle et ils recherchent des praticiens de la médecine non conventionnelle. Il suffit de connaître le succès du film « Les Panseurs de Secret » (Cosmopolitis Production, Réalisateur Philippe Rouquier) auquel j'ai participé en tant que conseiller médical en 2018, qui a fait le tour de France, puis qui fait maintenant le tour de Suisse, et qui m'a valu des centaines d'appels de patients souhaitant des conseils de traitement en dehors de la médecine dure.

Revenons à la ménagerie des Laboratoires.

Dans les Laboratoires scientifiques, on trouve un mâle dominant avec costume, cravate, qui parle avec aisance et subjugue tous les autres individus. Les diverses expériences que j'ai menées montrent une très grande importance de l'expression verbale chez le dominant. En effet, si celui-ci se tait ou s'il est absent du groupe, des luttes de dominance apparaissent. Il est d'ailleurs étonnant que contrairement à ce que l'on observe chez les simiens ou même chez les loups, il ne subsiste pas de mémoire de l'engueulade mémorable, ou du blocage de carrière cynique après les tentatives de dominance avortées. Certains ethno-chercheurs inclinent à penser que le comportement des savants se rapproche plus de celui des groupes de crocodiles qui attaquent un éléphant. Le résultat est que dans cette stratégie d'attaque en groupe, deux ou trois éléments seront écrasés (les plus vieux ou les plus faibles) ; les plus futés ou les plus forts reculent et ne tenteront leur chance que sur une proie plus faible ; mais cela ne les empêchera pas de recommencer les mêmes attaques contre le dominant deux mois plus tard avec le même résultat nul. En fait, ce comportement vise à tester l'affaiblissement progressif du chef. Dès qu'apparaissent les premiers signes de faiblesse, de relâchement de vigilance, alors, les mêmes attaques reprennent. Les tentatives de dominance apparaissent aussi avec le vieillissement du dominant, soit encore quand l'activité de recherche se tarit, la faim de connaissance, mais surtout la soif de reconnaissance, enclenche des comportements très agressifs.

Les tentatives pour s'attribuer la dominance du groupe nécessitent des stratégies variées. Les méthodes les plus souvent décrites, quoique presque toujours inopérantes, sont les suivantes :

L'attaque en solitaire : cette stratégie est rare et demande une grande maîtrise, une infinie patience, et le bras très long. Entendez par là que celui ou celle qui veut devenir dominant et ne bénéficie d'aucun appui interne à l'équipe doit utiliser des méthodes de sape, user de relations hautes, ou même très haut placées pour lentement introduire une vague suspicion sur la qualité des travaux du groupe convoité. Attention, ce solitaire guette, épie patiemment, questionne adroitement. Il attend l'erreur, le faux pas du dominant et des quelques-uns qui le suivent fidèlement. C'est la stratégie des grands félins. Mais la bonne stratégie du dominant futé consiste à tendre des pièges au solitaire. C'est très amusant. Il suffit de faire courir des bruits : une publication refusée, un ou deux chercheurs qui menacent de partir. Aussitôt le solitaire sort de sa réserve et tente un coup de patte audacieux, mais d'autant plus visible que tout le monde guette son mouvement raté pour s'en délecter pendant quelques semaines.

La stratégie d'attaque en groupe : a priori cette stratégie fait ses preuves d'efficacité quand le groupe chasse de manière coordonnée. Cependant cette technique s'avère très consommatrice d'énergie. L'entropie développée par chaque individu est alors très supérieure au métabolisme individuel. Les gesticulations, les mimiques, les attitudes, les rendez-vous chez le doyen, le président, le ministre de la Recherche mobilisent tellement d'énergie pour un si faible résultat que cette méthode de lutte pour la dominance aboutit toujours à un échec. Les individus qui chassent la position de directeur de cette façon changent souvent de partenaire de combat. La méthode est utilisée par les grands félins pour économiser leur énergie pour des courses longues. Ici, tous courent en même temps et tentent de se servir des coéquipiers pour arriver avant lui. Et ici encore le bilan est très négatif.

La stratégie de clan : une stratégie fréquente consiste à éliminer les adversaires en provoquant des luttes de clans au sein du groupe. C'est une stratégie surtout propre aux femelles du groupe qui n'ayant ni force ni taille pour dominer, utilisent la ruse ou la perfidie. Elles soignent le dominant en lui apportant un peu de nourriture, une brindille pour le nid, une parure de stylo emplumé, en donnant un coup de griffe au passage à ceux qui la gênent. On remarque une forte similitude avec les troupeaux de mufles (pardon, lisez buffles) de Somalie. La femelle ne pouvant s'attribuer la dominance du troupeau s'acoquine avec le taureau dominant qui se charge d'encorner tous ceux qui déplaisent à la taure devenue dominante. Cette position est bien souvent définitive aussi longtemps que le dominant reste vigoureux. De toute façon cette position est consolidée par divers moyens : le mimétisme avec le dominant, le verbiage en particulier, les roucoulements, les attitudes serviles qui plaisent au dominant. Pendant ce temps, tous les coups sont permis parmi les autres individus du groupe, y compris les lettres anonymes au ministre, qui, même si cela déclenche l'hilarité des hyènes qui attendent les reliefs de la défunte équipe, n'en sont pas moins redoutables.

Le plus drôle c'est que dans un groupe fermé, tous les individus se connaissent et savent quels sont les défauts des autres. Il en résulte que lorsqu'une lettre anonyme arrive chez le Président d'Université ou sur le bureau du Directeur des Enseignements supérieurs, l'auteur "anonyme" est identifié à tous les coups, soit parce qu'il s'en vante ("Eh oui, je suis fier d'avoir fait dissoudre mon équipe CNRS !" m'a avoué un chargé de recherche, auteur d'une lettre anonyme adressée et signée et envoyée à la direction CNRS au quai Anatole France), soit parce qu'il a eu la bêtise de donner un ou deux détails que seul un membre de l'équipe pouvait connaître.

Il est assez rare que de tels groupes éclatent. Les relations de dominance sont liées aux sources alimentaires détenues d'abord par le mâle et parfois par la femelle alpha. Toute velléité de rébellion entraîne l'éviction et la mort par misère physiologique.

En définitive, comme les crocodiles qui restent immobiles des jours entiers dans l'attente d'une proie, les membres de tels groupes peuvent ainsi rester en "stand-by" pendant des années en attendant leur heure, c'est-à-dire le départ du "patron".

Vous me direz probablement que des luttes de dominance et des mesquineries, il n'y en a pas que dans les laboratoires de recherche. C'est vrai que lorsque les intérêts financiers et d'emploi sont en jeu, comme dans des entreprises, les luttes deviennent saignantes.

Mais nous avons vu qu'aujourd'hui, un labo se gère comme une entreprise, car il faut chercher la survie des équipes sur le moyen terme et parce qu'il faut aussi sauvegarder les emplois.

Le chercheur doit aussi pousser devant lui son thème de recherche, comme le bousier (ce coléoptère coprophage de la famille des géotrupidés) pousse sa boule d'excrément.

Mais, voilà pourtant une noble tâche ! Rappelez-vous que cet insecte, cousin du scarabée pousseur de boule, qui vivait en permanence dans les déjections des vaches, était quand même vénéré par les Égyptiens qui l'assimilaient au Dieu Rê poussant la boule solaire devant lui.

Ainsi, tel le Dieu soleil des égyptiens, le directeur d'équipe éclaire la route que dois suivre son équipe pour briller au firmament de la recherche (j'en fais peut-être trop ici !). Mais il est bien souvent noyé dans les déjections des autres jusqu'au cou, parce que rien ne marche ou parce que le CNRS menace. Le directeur d'équipe doit pourtant faire avancer son groupe sur son thème de recherche, sans faiblir. Alors vous comprenez mieux pourquoi il doit souvent se mettre en boule et se pousser lui-même pour faire avancer son équipe et la science.

R- LES CHERCHEURS ET L'ARGENT

L'appât du gain ne représentera jamais la motivation principale du chercheur. Pierre Joliot (*la recherche passionnément*)

Ne comprenez pas l'argent métallique (Ag), vous savez celui du nitrate d'argent qui noircit les doigts ; celui qui sert à faire le teint des glaces dans lequel on se regarde tous les matins en se disant qu'on a bien la tête d'un chercheur.

Mais est-ce parce que le miroir inverse les images qu'il inverse aussi les illusions ?

Non, ici je parlerai des rapports du savant avec les sous.

L'argent qui rentre en fin de mois est certes un sujet de préoccupation pour un jeune chercheur. Un chargé de recherche de 2e classe débutant perçoit environ 20000 €/an. Il faudra qu'il attende de passer Directeur ou Professeur pour atteindre le chiffre de 40000 à 80000 €/an pour un professeur en classe exceptionnelle. Quant aux blouses blanches des hôpitaux comme le sont les maîtres de conférences-praticien hospitalier (MCU-PH) ou les professeurs des universités-praticiens hospitaliers (PU-PH) qui cumulent, enseignement (un peu moins que leurs confrères scientifiques), recherche clinique (peu ou pas pour beaucoup qui sont accaparés pratiquement à temps plein sur le travail en clinique) et des consultations médicales (énormément, voir même avec des consultations privées), ils dépassent 100 000 € /an et beaucoup plus pour certains. Mais les uns ont besoin des autres. À quoi servirait un PU-PH si des chercheurs ne découvraient rien et n'amélioraient pas les techniques d'investigation toujours plus sophistiquées.

À titre indicatif, un jeune chercheur de Yale (en biologie par exemple) après un an de travail peut être payé 50000 $/an en Université et 75000 $/an dans le privé et son aîné qui a 20 ans d'ancienneté dans le labo de l'université touchera au moins 90000 $/an et parfois beaucoup plus.

(Source :http://www.payscale.com/research/US/Job=Research_Scientist%2c_Biotechnology/Salary).

Même un étudiant en « fellowship », sur une bourse de recherche, rentre environ 40000 $/an. C'est vrai que le travail sous contrat est très fréquent aux USA et bien entendu assez aléatoire. Mais combien de chercheurs français touchent 10000€/mois pour faire de la recherche? Très peu. Que dire des bénéficiaires de bourses qui touchent environ 1200 €/mois (Bourse du Ministère de la Recherche).

Alors, ne trouvez-vous pas que les gens qui préparent l'avenir technologique, scientifique et médical d'une nation méritent mieux qu'un salaire de secrétaire.

Je crains que le niveau des rémunérations ne soit pas encore à l'ordre du jour des responsables de la recherche.

Donc les chercheurs qui voudront gagner gros devront se rendre dans un laboratoire privé ou quitter la France.

L'argent pour un chercheur, c'est aussi ce qui lui permet d'acheter du matériel, des consommables ou d'embaucher du personnel vacataire sur contrat propre (désigné et affecté à un service pour une recherche définie)

Nos rapports avec l'argent sont plus proches de ceux des mages avec la pierre philosophale ; l'espoir de transformer les recherches en lingots est un puissant moteur.

Ainsi, la fonction d'un directeur d'équipe est strictement celle d'un représentant. Il va chaque jour tenter de trouver les généreux donateurs dont les poches sont pleines d'argent.

Or, trouver un tel « sponsor », qui va frémir d'extase en écoutant votre douce mélodie scientifique, est une tâche difficile.

Voici quelques-unes des recettes à utiliser :

L'hypnose: très efficace après un repas copieux bien arrosé. Le sponsor somnolant se laissera bercer par votre voix monocorde qui lui récitera le résumé de votre dernière publication refusée.

La visite du laboratoire: peu efficace, mais faute de mieux. Quelques chercheurs sales et avec l'air éveillé peuvent inspirer la pitié du donateur potentiel ; attention, vous n'en tirerez qu'une aumône.

La menace voilée: dites : "Nos recherches comportent des risques de contamination, sans aide financière, nous faisons courir beaucoup de risques à quelques milliards d'humains". Cela peut inciter à un geste d'un donateur sensible.

La torture morale: vous faites croire que vous avez des réserves de recherches d'un intérêt incroyable. Vous ne les dévoilerez qu'au plus offrant. C'est dangereux, car un sponsor naïf risque de mourir d'envie de les connaître, et s'il est mort, il ne vous aidera plus à grand-chose. Mais si la crédulité est restée intacte, vous pouvez espérer gros.

Il faut donc bien fignoler la présentation des travaux passés qui doivent être des indicateurs de qualité et des projets futurs qui doivent être alléchants et porteurs de promesses de développements juteux.

Il y a bien longtemps que l'on ne fait plus de recherche bénévolement, pour le plaisir, parce qu'il est bien difficile de donner ses revenus à la science alors que les impôts sur le salaire laissent parfois des fins de mois difficiles.

Vous ne le croyez pas !!!

D'ailleurs ceux du passé qui firent des recherches à leurs frais étaient généralement très riches. Ils expérimentaient dans les caves de leur château et achetaient eux-mêmes le matériel. Les autres se rapprochaient des souverains pour obtenir des subsides qui finançaient leurs travaux.

Pourtant les rapports entre la recherche et les finances sont devenus terriblement étroits, au point que l'on peut ne faire que des recherches permettant de glaner du financement qui permet de financer d'autres recherches qui par leur rentabilité permettent de récupérer des contrats plus gros, et ainsi de suite.

C’est ce que l’on appelle la « recherche alimentaire ». Ne croyez pas qu’il s’agit de travaux en diététique. Ce sont les travaux qui permettent d’alimenter les caisses du labo.

Cet engrenage financier lié au nerf de la recherche ne laisse guère de place aux éventuels professeurs Tournesol ou professeur Nimbus.

Le chercheur, responsable ou non d'une équipe, doit devenir un « trouveur de fond » ou un *dégoter* de sponsors ou de généreux donateurs.

Cela, c'est la tâche ingrate du responsable de l'équipe de recherche. Il faut trouver des fonds aussi importants que possible pour payer l'achat d'équipements, les produits consommables et là, c'est parfois un budget énorme. Ceux qui utilisent des molécules marquées ou des anticorps savent ce que cela représente. Certains anticorps coûtent 300 à 500 euros le milligramme. Il y a de quoi faire une ou deux semaines d'expériences pour un chercheur.

Pour ne pas gâcher trop de produits, on se regroupe pour faire les tests à plusieurs et se répartir les dépenses. Il y a aussi parfois à ajouter le coût des animaux utilisés pour certains tests.

À Yale, malgré les moyens financiers énormes, nous achetions les 2 ou 3000 souris qu'il nous fallait pour la durée du contrat. Nous achetions aussi les techniciens qui allaient avec les souris pour les nettoyer, les nourrir et contrôler leurs naissances.

Nous achetions aussi des souris transgéniques (dont un gène a été modifié). Cela s'achète de 30 à 50 euros pièce et pour faire des bonnes statistiques, il en faut beaucoup pour une série de tests, soit cent ou deux cents et cela aussi, finalement, cela coûte très cher.

Le personnel embauché est payé sur des vacations pendant la phase expérimentale. À la fin on le remercie. Vous voyez donc que pour faire de la recherche biologique, il est nécessaire de trouver une bonne pompe à finances.

Et pourtant, être chercheur ne remplit pas particulièrement les poches personnelles.

Un chercheur de base, dont on a envisagé le salaire au début du chapitre, vit dans une HLM standard, avec son petit salaire de fonctionnaire, sa petite voiture en panne un jour par semaine.

Il voit ses collègues du privé qui ont au plus bac +5 (alors qu'il a au moins bac +8 et des tas de concours de promotion derrière lui) rouler en Audi ou BMW, et rentrer le soir dans leur grande maison de la banlieue chic ; eux, en plus, ils touchent quand même des tickets repas entre 7 et 11 € et autres tickets loisirs financés en partie par l'entreprise. Ceux-là, ces gens du privé, leurs frais d'hôtel et de repas sont remboursés aux frais réels, même s'ils dorment dans un hôtel Hilton. Le Directeur d'équipe dort dans un petit hôtel parce que le forfait de remboursement est tout petit et obéit à la règle définie par l'article 16

Art. 16.

(1) L'indemnité de nuit comporte le remboursement, sur présentation de pièces justificatives, du prix de la chambre d'hôtel, du petit déjeuner ainsi que du service et des taxes y relatives.

(2) La note d'hôtel est remboursée chaque fois que l'intéressé s'est vu dans l'obligation de loger hors de son lieu de résidence officielle.

L'obligation de loger hors de son lieu de résidence officielle et de prendre le petit déjeuner est établie lorsque l'intéressé s'est trouvé en mission pendant la totalité de la période comprise entre 0 et 5 heures.

(3) Si une note d'hôtel n'est pas présentée, une indemnité forfaitaire équivalant à 20% de l'indemnité de nuit est allouée à l'intéressé, sous réserve de l'application des dispositions de l'article 19 (1). Etc....

Alors, croyez-vous que les chercheurs du public sont prêts à se ruiner pour la science ? Vous voyez, si votre train part à 4h55, vous risquez de ne pas toucher d'indemnité. Si l'hôtel est trop cher parce que les organisateurs de congrès forcent souvent sur le niveau de luxe pour faire plaisir aux collectivités locales (loger en Hôtel à Londres pour moins de 80 à 100 € est quasiment impossible). Bilan ! Vous avez une énorme facture d'hôtel dont vous retoucherez un forfait dérisoire. Ainsi pour Paris, le forfait est de 53 € et en province 38 €, quant aux repas, il faut se débrouiller pour manger pour 17 €, repas de midi et du soir cumulés (décret du 28 février 2019). Donc vous mangerez tous les jours chez Mac Donald...

De toute façon, trouve-t-on beaucoup de savants riches ? Je n'en connais pas.

Ce qui ne signifie pas qu'il n'y en a pas du tout.

Ceux qui disent que la richesse des savants c'est leur immense capacité créative, leur formidable aptitude à contribuer au progrès, au confort, au bien-être de l'humanité, ceux-là se fourrent le doigt dans l'œil.

Aujourd'hui nous souhaitons tous plus de richesse pour œuvrer plus efficacement avec des instruments et des moyens qui coûtent de plus en plus cher. Nous souhaitons plus de richesse pour aider nos jeunes élèves à découvrir ce qui se fait de meilleur dans les technologies pour qu'eux-mêmes apportent encore plus au progrès.

Nous sommes rares à rêver de richesse pour nous-mêmes.

Du moins, je le crois sans disposer de chiffres.

Nos salaires "riquiqui" en sont la preuve.

Nous ne pouvons nous acheter que de petites voitures, de petites maisons et au fond, nous n'avons que de petits besoins, puisque notre vie de chercheur se limite à "labo, métro, dodo".

Vous qui me lisez, vous vous dites qu'il faut être masochiste pour accepter de travailler 15 à 16 heures par jour et gérer une bande de chercheurs toujours prêts à râler pour un salaire de secrétaire de direction d'une entreprise privée.

Mais nous voit-on aujourd'hui défiler dans les rues des villes universitaires pour réclamer plus d'argent dans nos poches comme les autres fonctionnaires ? Non ! Les chercheurs demandent plus de moyens pour donner plus aux autres.

Les universitaires sont toujours prêts à embrasser des grandes causes, comme si le fait d'être les plus riches en diplômes de la nation les rendait redevables aux yeux du public.

Mais comme je crois l'avoir dit ailleurs, les autres, c'est l'enfer.

Plus on leur en donne, plus ils en demandent.

Quand nous donnons plus de confort aux gens, par exemple parce que des chercheurs ont trouvé comment transformer nos excréments en combustible ou parce que d'autres ont créé des plantes transgéniques ou parce qu'on a trouvé comment vivre jusqu'à 110 ans, ils nous blâment parce que cela coûte cher ou parce que c'est dangereux.

Quand nous leur réalisons des outils bon marché, ils en demandent des plus solides, donc plus chers.

Ils veulent quoi à la fin, tous ces consommateurs dont nous essayons d'agrémenter la vie quotidienne ?

Les têtes chercheuses deviennent des têtes de Turc ou des têtes à claques. Et bien qu'ils soient à la tête de l'art, ils enrichissent les autres, mais jamais eux-mêmes si bien qu'ils sont souvent les têtards.

Pourquoi ?

Parce qu'un chercheur est rarement un commercial.

Il ne sait ni se vendre ni vendre ce qu'il sait faire. Il passe donc par un gestionnaire ou un vendeur. Nous appelons cela un transfert de compétence et de technologie.

C'est une façon candide de dire à un industriel qui reprendra notre découverte:

"J'ai passé cinq ans à mettre cet appareil au point, il sauvera dix millions de vies chaque année, pouvez-vous me le fabriquer en grande série ? À propos, combien me donnerez-vous pour chaque appareil vendu ?

Le rapport ridicule entre ce que cela a coûté au laboratoire pour fabriquer un prototype et le prix de vente sur le marché donne le vertige. Pour ce qui me concerne, les rapports furent de 20. Chaque appareil est vendu vingt fois ce que j'avais dépensé.

"Quelle affaire !" me dis-je idiotement après avoir mis au point un test d'antigènes donnant un dosage sanguin rapide avec mes collègues de plusieurs labos, "Nous allons toucher un pactole pour notre produit !"

Non ! C'est sans compter sur la longue chaîne de ceux qui prennent de l'argent au passage, y compris l'agent comptable qui gère l'argent du labo de recherche.

Bilan ? Notre découverte nous rapporte, par appareil, dix à vingt fois moins que ce que cela a coûté au labo. Dans notre poche, juste de quoi s'acheter des stylos. Et je sais de quoi je parle puisque quelques-uns de mes brevets sont vendus dans des laboratoires d'analyses biologiques (comme Radiometer Copenhagen) et en guise de remerciement, je reçois le bulletin de liaison mensuel de la grosse boîte industrielle internationale qui vend mes procédés.

Si mon propos est faux, demandez à tous les grands découvreurs, inventeurs, savants qui figurent dans l'Encyclopédie des Sciences. Trouvez-en un qui roule en Rolls-Royce, qui possède un loft de 250 m2 dans le XVIe, et une résidence sur le Riviera italien.

Est-ce qu'Einstein ou Pasteur avaient un château, et fréquentaient la « jet set de leur époque » ? Einstein fut même chômeur en 1902 et comme il était marié avec Milena Maric dont il eut trois enfants, il accepta un petit boulot à l'institut des brevets de Berne. Ce ne sera que vers 1910 qu'il trouvera des propositions d'emplois décentes.

En connaissez-vous des chercheurs connus roulant carrosse et menant grand train comme n'importe quel acteur ou chanteur ou joueur de football ? Moi, je n'en connais pas. Mais si vous en connaissez, je veux bien leur être présenté.

Qu'ils m'invitent pour qu'ils m'expliquent comment ils ont réussi dans la vie.

Pour ma part, je connais plus de savants qui font de la marche à pied, ou même se déplacent en vélo, que de chercheurs roulant en Porsche (j'en connais un, mais dans la recherche privée).

En tout cas, les aires de stationnement des Universités et des labos de recherche ne regorgent guère de voiture de luxe, ce qui authentifie bien mon propos.

LA COMPLAINTE DU CHERCHEUR PAUVRE

La recherche sans le sou
Cela ne vaut pas le coup
Mais comment en trouver dans l'Université
À l'Inserm, au CNRS
Il n'y a plus que des restes.
Au CERN, à l'INRA,
On baisse aussi les bras.
Alors je devrais peut-être partir.
Les USA vont m'accueillir!
Chercheur de lune, ne rêve donc pas !
Les américains ne nous aiment pas!
Alors où vais-je aller ?
Ici, je ne veux pas rester !
Dans un labo de misère
Où je ne peux plus rien faire.
Au Kerguelen ? En Alaska ? Au Canada ?
Je crois que ce serait bien pour moi!
Peut-être, mais il y fait très froid.
Je vais plutôt au Mali, en Lybie, en Syrie.
Il y fera surement plus chaud.
Je pourrai faire de l'humanitaire
Au moins, je sais que cela sert
Et on y voit autant de misère
Que dans mon labo désert.

S- LA COURSE AUX RÉSULTATS, UN SPORT ÉPUISANT

Si vous deviez vous occuper de tous ceux qui manquent d'imagination, ce serait épuisant et surtout cela n'aurait jamais de fin. (Haruki Marakami : Kafka sur le rivage)

Le monde de la recherche n'est pas un paradis où tout le monde admire tout le monde, applaudi quand le laboratoire d'en face obtient une médaille et où chacun ne s'occupe que de sa chapelle.

Non ! Les années de recherches m'ont appris à me méfier des chers collègues, parce qu'ils sont aux aguets des moindres fautes éthiques. Les chers collègues et néanmoins amis n'hésiteront pas à m'enfoncer s'ils veulent retarder mes travaux, car ils surveillent les progrès de nos recherches pour tenter de publier avant mon équipe.

C'est là un fait courant et grave, car dans le cas de recherches confidentielles financées par des laboratoires privés, nous pratiquons ainsi :

1- nous lançons un appât comme un court résumé des travaux dans un colloque.

2- nous bloquons les possibilités d'exploitation en déposant un brevet très rapidement sur une partie de la nouvelle technologie, sachant que cette protection ne dure qu'un temps assez court qui dépend de la somme payée au service de la protection comme Filecys par exemple. Un système *blockchain* verrouille la découverte à la seconde près empêchant toute tentative de revendication d'antériorité.

Un dépôt sécurisé pour 5 ans coûte environ 50€.

3- Une surveillance des publications et participations aux congrès devient indispensable. En effet, une course dont l'enjeu est de sortir une technique ou un produit qui sera juteux pour le laboratoire commence.

Nous en sommes actuellement les malheureux témoins avec la pandémie SRAS-Cov2 qui sévit depuis un an sur le monde entier, car les groupes pharmaceutiques à travers le monde sortent chacun un vaccin sensiblement différent de celui des concurrents afin de ne pas avoir des démêlées juridiques pour plagiat des travaux concurrents. À ce jour, début février 2021, plus de 20 sociétés ont proposé un vaccin plus efficace contre le virus que celui des concurrents, mais la plupart ont mis leur produit sur le marché et entraîné des injections à des millions de gens sans que les tests assurant la totale protection, l'innocuité, la durée d'effet, les limites d'âge des receveurs n'aient été contrôlés. MAIS il fallait sortir le produit avant les autres pour empocher le pactole de plusieurs milliards de dollars payé par les USA, l'Europe et quelques pays du Moyen-Orient. La Chine et la Russie avaient dès le début de la pandémie commencé une vaccination avec des vaccins dérivés des produits destinés à combattre l'épidémie virale des années 2012.

Est-ce une bonne chose que cette course au succès sur le marché ? Oui ! Cela dope les équipes de recherche, cela incite les responsables d'équipes à choisir les chercheurs les plus performants et cela, que ce soit dans une équipe INSERM ou un laboratoire privé.

Qu'on ne s'imagine pas que le travail d'un directeur d'équipe de recherche est un petit travail tranquille. C'est un sport très dur, avec des courses de fond pour chercher des fonds, c'est une course d'obstacles, car les écueils sont nombreux, c'est une course comme l'ascension de l'Everest, car il faut grimper le plus haut possible … sans tomber, pour être le premier, à défaut de devenir un prix Nobel.

T- LA POLITIQUE ET LES SAVANTS

Parmi tous ceux qui font profession d'être insupportables, le chercheur de vérité est certainement parmi les plus désolants. Pierre Mac Orlan (Poésies)

La philosophie existentialiste et égocentrique du savant, son côté infantile et distant des choses matérielles devrait laisser beaucoup de distance entre les chercheurs et les représentants syndicaux. On dit volontiers : les savants sont considérés comme "des êtres de génie que leur génie isole ".

Ce n'est pas si sûr.

En tout cas, ce serait oublier la capacité d'occupation des terrains incultes par les militants syndicalistes.

Or, en ces temps houleux pour l'avenir de la recherche, les graines syndicales sont en train de germer.

Les débats grandiloquents en amphithéâtre du genre "niaka-faukon" sont pour le moins stériles, puisqu'ils se limitent au constat évident qu'il faut changer l'organisation générale de la recherche publique. Cela est très aisé à reprendre à son compte par les syndicats de chercheurs et d'enseignants chercheurs.

Il suffit à un syndicaliste de profiter que 500 bavards soient rassemblés dans un amphithéâtre pour refaire le monde universitaire en reprenant tout depuis leur plus tendre enfance, puis pour glisser les mots qui révoltent et la moitié des présents le suivra. C'est étrange comme les savants qui ne croient que ce qu'ils voient peuvent devenir crédules dès qu'on leur fait miroiter des emplois et des crédits de recherche en abondance.

J'ai eu un parcours de militant syndical représentant les enseignants-chercheurs à l'approche de 1968, comme représentant des assistants existants à cette époque.

Cela me valait des accrochages avec quelques-uns des héritiers de savants qui garderont rancœur des paroles hardies du jeune syndicaliste candide. Les revendications, à cette date, étaient d'oser souhaiter que les mandarins regardent leurs assistants d'un peu moins haut, de rappeler que l'on n'oublie pas que nous n'existons que par et pour les étudiants et que l'université n'est pas simplement un écrin mettant en valeur les qualités des chercheurs.

Ces militants très jeunes et teigneux de la révolution universitaire se sont rangés sagement depuis.

Ainsi, l'enseignant chercheur qui se heurte aujourd'hui à de sévères problèmes de liberté de recherche doit bien souvent se débrouiller seul.

À maintes reprises, certains d'entre nous, en butte à de sérieux problèmes avec leur directeur, ou avec une administration tatillonne, demandèrent au camarade représentant syndical de les assister devant le conseil de Faculté.

Personne n'est venu.

Au fait de quoi l'accusait-on ce jeune maître de conférences ou cet attaché de Faculté tout neuf?

- De négliger l'enseignement pour faire trop de recherches ? Le système nous y contraint, car la promotion tient totalement au nombre de publications scientifiques dans des revues de "top niveau".

- De ne pas publier assez ? Indéfendable, surtout si l'enseignement est fait correctement.

Mais pourtant, il arrive, pour les chargés de recherche, que l'insuffisance des travaux relève de considérations disciplinaires.

En fait les représentants syndicaux se mêlent peu de ces problèmes fondamentalement organisationnels. Dans ces cas-là, on se débrouille seul devant les rats et les corbeaux qui attendent un jugement et le peloton d'exécution pour le chercheur, tout en souhaitant aussi que le patron soit, lui aussi, sanctionné parce qu'il est un patron.

Le responsable syndical, où est-il s'il n'est pas intervenu pour défendre ses collègues ?...En train de chahuter avec la secrétaire du labo ; les représentants syndicaux sont des gens très conviviaux.

À moins qu'il ne soit en train de confectionner des tracts dans un langage mélodramatique qui annonce la fin des universités et la mise au pilori des mandarins survivants de 68.

Non, le représentant des chercheurs, on le cherche, alors que le représentant des IATOSS apparaît partout où un de ces personnels est confronté à un problème disciplinaire avec un directeur.

Le vrai syndicaliste possède une stratégie de base qui consiste à donner l'impression de s'intéresser au cas de chacun en appliquant les slogans nationaux plats et usés du genre :

"Nous sommes à vos côtés pour défendre vos intérêts" ou encore, "votre cause est la nôtre".

Ceci permet à un certain nombre de représentants, autant préoccupés par leur avenir que celui de leurs collègues, de bénéficier de promotions avec une discrète activité de recherche. Pendant ce temps, ceux qui passent 12-15 heures devant la paillasse, le regard plein d'espoir de découvrir quelque chose, espèrent que leurs camarades syndicalistes les aideront dans leur carrière.

Que d'illusions crédules ! Il n'y a pas de place pour tous vers les sommets. Une cotisation syndicale et une miette de militantisme sont des ingrédients suffisants pour une escalade promotionnelle.

Il est vrai que j'ai conservé de mes contacts syndicaux divers une forte teinte d'amertume.

Pour la touche personnelle, je vous ai dit que j'ai été moi-même un des représentants syndicaux des assistants en 68.

Lorsqu'étant professeur, il m'est arrivé à mon tour de demander de l'aide, sur deux collègues syndicalistes, l'un se déclara incompétent, l'autre, un Maître de conférences, me fit sentir que hiérarchiquement, il ne voyait pas ce qu'il pourrait faire.

En fait, mon problème ne l'intéressait pas, ou simplement tourné, il devait penser :

"Va te faire voir, tu as voulu être prof, débrouille-toi !"

Rassurez-vous, j'ai obtenu justice en me débrouillant seul.

Les arcanes de la recherche, la dépendance du chercheur à la communauté internationale, son regard permanent sur le futur et non sur un présent constamment remis en question par certains représentants syndicaux, donnent en fait une distance énorme entre le chercheur et le syndicalisme. Cette position est assez semblable à la distance que doit garder un chercheur avec toute prise de position en matière de philosophie, de religion, et plus généralement avec toute conception tendancieuse ou outrancière.

Le nombre d'adhérents à un syndicat reste assez faible parmi les chercheurs, et certains ne sont syndiqués que parce qu'ils ont signé par erreur en croyant que c'était un papelard administratif supplémentaire. Beaucoup de maîtres de conférences n'adhérent pas par crainte de nuire à leur carrière.

La large mobilisation nationale de 2009 "sauvons la recherche" a recueilli 60000 signatures et 3000 directeurs ont "démissionné" de leurs fonctions administratives. Voyez encore le site http://www.sauvonslarecherche.fr/.

C'est là un phénomène étonnant, du jamais vu. Les 60000 signataires ne sont pas des syndicalistes pour la plupart. Aujourd'hui le mouvement est devenu « sauvons l'Université » et dans le Monde de janvier 2021 on lisait : « Derrière l'institut Pasteur et Sanofi, c'est tout l'appareil de la recherche française qui a décroché » (sic).

Ce sont des hommes et des femmes qui dans un élan unanime avaient voulu exprimer leur impression que les responsables du gouvernement les mettaient de côté. C'est vrai que le grave défaut de la recherche est de surtout travailler aujourd'hui pour préparer le futur.

Au contraire, les gouvernants préparent le court terme en faisant croire qu'ils préparent l'avenir.

Pourquoi cette mobilisation? Pour que la relève des chercheurs finissants que nous sommes soit assurée dans les 10 ans.

Pour que la distribution des moyens de travail des chercheurs soit à la hauteur de l'ambition nationale.

Pour que la capacité de créer, inventer, découvrir ne soit pas altérée. Certains ont dit qu'en France on avait des idées. Or la France n'était pas et n'est toujours pas dans le peloton de tête du nombre des dépôts de brevets et de publications. Avec la réduction des capacités de recherche et les éventuels départs de cerveaux, la créativité en a pris un coup. Nous devrons alors acheter nos innovations hors de nos frontières, par exemple aux entreprises françaises que nous avons laissé partir.

Quelle humiliation!

Voilà pourquoi, même si les syndicats sont peu impliqués dans la mobilisation des chercheurs, notre fibre paternaliste a vibré très fort, car nous craignons tous que l'avenir professionnel de nos élèves se retrouve bien sombre.

À un niveau plus élevé, la position des chercheurs face aux syndicats pose la question de leur investissement pour les autres, donc de leur investissement social. Cela pose même le problème de leur éventuelle implication dans la vie politique.

Beaucoup de savants furent, plus ou moins volontairement, conduits à prendre une position politique. Les travaux des chercheurs, qu'ils aident au progrès et au confort ou qu'ils aident à faire la guerre ou bien qu'ils contribuent à la santé de l'homme, les poussent plus ou moins sur le devant de la scène sociale. Là, devant la foule dévoreuse d'hommes, qui acclame aujourd'hui celui qu'elle décapitera demain, le savant se sent plein de pouvoirs.

C'est vrai que les savants ont été et sont souvent des instruments de pouvoir, comme l'étaient les alchimistes ou les enchanteurs. Ils ont souvent joué dans l'ombre, rarement en tant qu'acteur, un rôle politique qui souvent les a tellement dépassés qu'il les a emportés jusqu'à des situations qu'ils ne souhaitaient pas.

Nul n'ignore le rôle éminent qu'eut, au temps de la Convention montagnarde, le Comité des savants (mise en place du système métrique, calcul de l'arc du méridien...). Cet organisme, soutenu au sein du Comité de salut public par Lazare Carnot, était animé par des hommes aussi éminents que Berthollet, Lakanal, Chaptal ou Monge. Pendant la Terreur, la science et les scientifiques ont, comme beaucoup, rencontré la répression. On se souvient du mot tristement célèbre du président du tribunal révolutionnaire qui jugea Lavoisier : "La république n'a pas besoin de savants".

Mais le Comité des savants apporta aussi un soutien important. Si certains scientifiques furent exécutés, ce fut au nom de leur rôle ou de leur position politique et non du fait de leurs activités scientifiques. Ainsi, en fut-il de Bailly en tant que maire de Paris ou de Lavoisier en tant que fermier général...

Ainsi, l'esprit du scientifique tourné vers le progrès, le long terme, s'accommode mal du sens politique plus préoccupé par le court terme. Pourtant, certains savants au fait de la gloire ont utilisé le poids de leur notoriété pour peser sur les balances politiques nationales ou mondiales. Certains tentèrent d'attirer Pasteur vers la politique. Il refusa. Ce fut aussi le cas d'Einstein qui, vers 1920, fit pression pour défendre la cause du peuple juif et obtint même des fonds nécessaires à la création d'une université de haut niveau en Palestine. Voilà qui démontre qu'il avait une vision claire de l'humanité et de son avenir.

Il est notoire que les grandes politiques de recherche sont pilotées par ceux d'entre nous qui se sont glissés derrière des politiciens de grande envergure.

Qu'ils n'oublient pas que l'autonomie des universités a été aussi instituée pour donner une certaine liberté d'exercice de la recherche. Or, le pilotage centralisé des quelques grands thèmes préconisés est contraire au principe de la liberté de chercher puisqu'il aliène nos disciplines et oriente nos recherches vers ce qu'il faut chercher sous peine de ne pas avoir de moyens financiers.

Ainsi, nous pouvons certes continuer de penser librement, mais si cela n'est pas dans le cadre strict des préconisations, ce ne sera qu'une activité à vide, inexploitable faute de moyens pour l'exploiter.

U-LA RELIGION ET LES SAVANTS

Il y a toujours un moment où la curiosité devient un péché et le diable s'est toujours mis du côté des savants

Anatole France (jardin d'Épicure)

Le problème des rapports de la religion avec les services publics est d'actualité.

La ministre actuelle de la recherche est entrée dans une polémique qui l'accable. Pourquoi ?

Le ministère de la Recherche de 2021 veut éradiquer les influences religieuses et politiques « islamo-gauchistes » dans les universités.

Nous lisons dans le Figaro du 18/02/2021 :

«Islamo-gauchisme: à l'université comme au CNRS, nous devons réagir vite»

ENTRETIEN - Le professeur de philosophie à l'université Paris-I Panthéon-Sorbonne, Jean-François Braunstein, salue la décision de Frédérique Vidal de demander une enquête, mais s'interroge sur l'opportunité de la confier au CNRS."

Le CNRS sollicité par le ministère pour "enquêter" sur la réalité du problème répond:

L'«islamo-gauchisme » n'est pas une réalité scientifique. Le CNRS condamne avec fermeté celles et ceux qui tentent d'en profiter pour remettre en cause la liberté académique, indispensable à la démarche scientifique et à l'avancée des connaissances, ou stigmatiser certaines communautés scientifiques.

Ainsi, une esquisse de gommage des différences religieuses au sein de l'université s'amorce.

Le port de signes ostentatoires ou ostensibles gênants, encombrants ou dangereux dans des disciplines scientifiques comme la chimie, la biologie ou la médecine est tellement déconseillé qu'on est très peu confronté au problème.

Les mots prudents choisis par les députés pour désigner la manifestation apparente d'une différence politique ou religieuse côtoient curieusement dans le dictionnaire Larousse des mots de culte comme ostensoir, des termes d'inculte comme ostrogoth et des trous d'incultes comme ceux qui font de l'ostracisme.

C'est dire à quel degré la plupart des chercheurs n'apprécient pas particulièrement toute forme de main mise d'un sectarisme politique ou religieux dans le travail d'investigation impartial que doit être la recherche.

Mon expérience est assez forte, car j'ai encadré beaucoup d'étudiants et étudiantes musulmans en thèse d'université ou de médecine.

Pour beaucoup la science prédominait et nous n'eûmes jamais d'interférences entre la religion et le travail à la paillasse ou en clinique. Quelques soucis eurent lieu dans mon dos de Directeurs liés à quelques accrochages entre un thésard musulman qui souhaitait pratiquer le ramadan et des chercheurs de mon équipe qui n'appréciaient pas cette interruption des travaux de recherche pour pratiquer la religion. Le même thésard s'absenta pour faire le pèlerinage à la Mecque et il revint trois mois plus tard avec sa femme et ses enfants. Il reprit la thèse là il l'avait laissée. Lorsqu'il soutint sa thèse, elle se fit normalement et au moment de l'arrosage, quand on servait le coca et les gâteaux orientaux, deux hommes, des ambassadeurs vinrent le retirer de la petite fête et nous ne le revîmes point. Je reçus un court message venant d'Égypte m'expliquant que mon élève était en fait un ouléma influent au Caire.

Un autre thésard musulman refusa de passer sa thèse en France en raison d'un différent avec un maître de conférences, mais il me convia à présider son jury dans son Université au Maroc La soutenance eut lieu en arabe, avec une traduction pour moi, Président de jury, et pour mon collègue de Bordeaux, membre du jury. La délibération se fit en français et l'arrosage traditionnel fut grandiose dans la pure tradition musulmane, car la famille était très influente et riche. Le Président de l'université de Rabat vint en personne pour remettre le document de la nomination de professeur des Universités au thésard.

Les chercheurs n'ont en principe pas de positions religieuses, c'est dans l'éthique du chercheur que de rester maître de ses opinions sans être influencé par tout élément religieux ou politique. Ce qui ne les empêcha pas, il y a quelques années, de "bouffer du curé" jusqu'à d'énormes engueulades pour ou contre, et d'acculer des prêtres scientifiques dans des retranchements œcuméniques. Par goût pour la philosophie, on peut apprécier des discussions enflammées avec des prêtres, des pasteurs, des rabbins ou des imams.

Pour nous, ce sont des apports d'idées nouvelles utiles pour mieux comprendre les autres.

Mais, comme le chercheur scientifique s'intéresse assez peu aux autres, ce genre de débat ne l'intéresse pas, si cela n'apporte rien à la démarche scientifique utile à ses recherches.

Pourtant, quand les manips ne marchent pas, on entend des chercheurs invoquer les dieux ou pousser des jurons blasphématoires. La Déesse Hébé, dont j'ai déjà parlé, était une chercheuse de l'antiquité. Elle est parfois invoquée par les chercheuses en difficulté, je l'ai évoquée dans le chapitre traitant des chercheuses.

En fait d'autres dieux aident aussi les scientifiques. Nous les connaissons bien :

- Odin, le Dieu nordique qui parcourt le monde à la recherche du savoir ; il tirait sa connaissance du fait qu'il n'avait jamais Thor, comme tous les Patrons…

- Esculape, fils adultérin d'Apollon. Il mit au point un traitement qui ressuscitait les morts, ce qui fit de lui le dieu de la médecine. Aujourd'hui, on lui reproche simplement de n'avoir jamais donné les formules de ses médicaments, ce qui est vraiment regrettable en cette période de pandémie.

- Quetzalcoatl, le Dieu aztèque que l'on cite, quoique déformé, en disant "quelle salle crotte!" chaque fois qu'on trouve une cochonnerie ou un artéfact au cours d'une expérience.

- Sarasvati, Déesse védique des sciences et des arts. On l'interpelle souvent en passant à côté des autres le matin en disant :"Salut, cela va-t-y!" (Mettre l'accent védique). La réponse est variable : "Shiva bien!", mais parfois si le collègue est de mauvais poil, il répond : "Vishnu la paix!"

Donc la science n'oublie pas la présence divine qui ne fait rien que contrarier les résultats des expériences.

Pour être sérieux avec le sujet, il faut rappeler que des chercheurs religieux ont laissé une trace appréciée de leur passage dans les sciences.

L'un de ceux qui sont proches de nous à divers titres fut le Père Teilhard de Chardin (1881-1955). Paléontologue de renommée internationale, il fut exilé en Chine pour ses positions trop scientifiques dans un article "le pêché originel", qui fut jugé trop "évolutionniste", à l'opposé de la théologie traditionnelle. Cela ne l'empêcha pas de côtoyer des savants, comme Lucien Cuénot, généticien de renom en 1930, fondateur de la génétique animale, mais réputé agnostique. Teilhard de Chardin apporta une importante contribution à la recherche sur le chaînon manquant dans l'évolution de l'homme et convertit à ses thèses bon nombre de jésuites vivant à cette période de doutes sur les vraies origines de l'homme.

Un esprit scientifique comme celui de Teilhard de Chardin n'était donc pas isolé. En 1940, un autre jésuite et biologiste, Pierre Leroy, créa l'Institut de géobiologie de Pékin. Ces religieux de retour en France vers 1946 marquèrent à leur tour d'autres jésuites de ces fers rouges de la recherche. Et vers 1960-1970, il n'était pas rare d'en trouver dans des laboratoires très côtés.

Il en était dont les recherches ont croisé mon chemin.

Or eux-mêmes avaient croisé le père Teilhard de Chardin qui les avait incités à faire des recherches en biologie.

Les recherches de l'un de ces jésuites ne firent peut-être pas progresser la science de manière fantastique, mais elles nous paraissaient faites en dilettante, sans autre objectif que celui du plaisir de découvrir.

Étrangement, ce chercheur jésuite étudiait le sommeil du Loir lérot. Recherche coûteuse s'il en fut, car le Loir est cher et rare. Donc grâce à Dieu, notre prêtre démontra que le loir dort en hiver, surtout quand il fait froid...Bref, ce n'était pas la recherche destinée à modifier fondamentalement la vie des hommes. Mais, c'est surtout son confessionnal qui attirait des sommités scientifiques et des académiciens divers que l'on pouvait rencontrer dans les couloirs menant à son tout petit bureau-labo.

Pourquoi s'adressait-on à lui ? Pour les aides psychologiques discrètes qu'il apportait, pour les conseils qu'il prodiguait à ces grands hommes mal aimés de tous, qui ne comprenaient pas pourquoi leurs assistants ne leur vouaient pas un culte absolu.

Des grands patrons parisiens réputés consultaient discrètement le prêtre comme d'autres cherchent les conseils d'une voyante, d'une cartomancienne ou d'un astrologue.

Pourtant, certains de ces grands savants des années 70 étaient loin d'être des plaisantins et leurs jugements sur les petits chercheurs étaient fermes et définitifs, dits très haut pour être entendus de tous. Quand un géant de la zoologie aux innombrables ouvrages et aux dizaines de bibles de la biologie donnait une opinion sévère sur un cher collègue, ce dernier pouvait considérer son avenir comme définitivement bouché. Et pourtant ce savant s'est parfois tourné vers ce jésuite pour lui demander des conseils psychologiques et peut-être même les exploita-t-il ?

J'ai travaillé à Paris, sur le développement du cerveau, accompagné de ce jésuite qui m'assistait discrètement. Ce saint savant me racontait alors quelques-unes de ces confidences savoureuses, sans me citer les noms des personnages connus, pour respecter le secret du confessionnal. Ainsi, tout en travaillant sur le cerveau dans le laboratoire parisien durant plusieurs semaines, il me rapporta avoir eu à intervenir énergiquement pour calmer les emportements d'un très grand savant (dont le nom figure à l'entrée d'un Hôpital parisien) occupant les lieux à l'encontre de son personnel. C'est un peu grâce à ce prêtre que je découvris le côté "cire les pompes" de la recherche, technique qu'il pratiquait magistralement. Bref mon jésuite, s'il ne m'a jamais parlé de dieu au labo pendant que nous ouvrions consciencieusement des crânes avec des trépans manuels bien affûtés, m'a ouvert bien des idées de chemins à emprunter pour progresser dans le monde tumultueux de la recherche et éviter les griffes des vieux lions.

Il y a pas mal d'années, l'un de mes thésards, que j'ai déjà cité, était égyptien et musulman, pas encore religieux. Pendant que nous ouvrions crânement des crânes avec des trépans électroniques à laser infrarouge, contrairement au discret jésuite, lui, il me racontait sa religion, l'islam. Mon imperméabilité à ces choses ne le décourageait pas, et pour donner le change, par politesse, il m'écoutait religieusement parler du cerveau.

Je l'entendais parfois bourdonner ses versets. Puis, il partit en pèlerinage à la Mecque, sans prévenir.

Lorsqu'il revint 2 mois plus tard, il était devenu Uléma, marié et père de trois enfants qui l'accompagnaient. Sur l'instant j'étais émerveillé de sa performance surhumaine tenant quasiment du miracle. Mais en fait, il m'avoua que les enfants existaient déjà avant sa venue en France, qu'il avait tout simplement régularisé sa situation administrative et qu'il avait un permis de travail lui assurant de rester longtemps. Son statut de thésard lui permit de réintégrer mon équipe. Il reprit et poursuivit ses recherches en électronique médicale sans jamais plus aborder la religion devant moi. En ce temps là, il était inscrit à une Thèse d'état qu'il acheva dans le temps correct de 5 ans. Son statut religieux lui valant un salaire, un logement, une voiture, son parcours se déroula sans soucis. Anecdote finale que j'ai déjà signalée, mais c'était un événement tellement rare que je le répète ici, le jour de sa soutenance de thèse, en présence de Monsieur l'Ambassadeur d'Égypte en France, le nouveau docteur disparut dès le verdict du jury, juste avant l'arrosage et il ne réapparut pas immédiatement. Là, comme nous pensions à un départ provisoire, nous avons trinqué, puis nous sommes partis. Il ne vint pas me revoir, contrairement à la plupart de mes autres thésards qui me donnent de temps en temps quelques nouvelles de leur devenir. Il ne m'écrivit jamais. Pourtant, je le sais revenu en France. Ses qualités de docteur en génie biomédical ne lui furent et ne lui seront sans doute d'aucune utilité.

Ainsi sont les approches religieuses des scientifiques. L'objectivité qui est de règle en recherche scientifique impose qu'un chercheur garde ses distances avec tout ce qui n'est pas basé sur des faits vérifiables par l'expérimentation, observables et positifs.

Alors, quelle que soit sa religion, la croyance religieuse ou l'intime conviction du chercheur ne transparaît que très peu dans le quotidien du laboratoire.

J'estime que juché sur mon poste d'observation de Directeur de recherche, je dois me forger moi-même mes convictions sans être influencé …Pas possible ! Je suis descendu de mon observatoire de nombreuses fois pour écouter les conseils de grands chercheurs parisiens ou américains. J'ai pris dans ce qu'ils disaient ce qui me paraissait utile aux recherches que j'ai menées avec mon équipe. Et je pense que ce fut une bonne manière de fonctionner en recherche.

CONCLUSION

Je pense que le tableau de la recherche que j'ai dressé ici a choqué bien des collègues qui ont jeté un coup d'œil sur ce bouquin posé sur dans un rayon de la bibliothèque municipale ou universitaire. Au moins c'est gratuit et cela n'amputera pas les crédits de recherche. Certaines choses dites ici sont des vérités et toutes les vérités ne sont pas bien avalées par ceux qui se sentent mis en cause.

Nous avons en France un vivier de jeunes étudiants suffisamment doués et accrochés par ce qu'ils connaissent de la recherche pour tenter la carrière. J'ai eu de tels étudiants qui m'ont suivi et se sont fait leur place dans la recherche en France ou à l'étranger. Si chacun des collègues chercheurs fait son devoir d'initiation et de formation convenablement, s'il regarde plus souvent ce qu'il y a au fond de ses éprouvettes en cessant de pleurer misère et de dire que nous sommes sous-estimés et mal aimés et qu'il faut que nous soyons mieux payés, nous pouvons espérer retrouver notre place au top dix des centres de recherches mondiaux. Nous avons suffisamment de vrais authentiques chercheurs doués qui servent la science, car c'est leur joie pour en faire émerger quelques-uns.

Alors quelle est la recette pour une recherche productive qui pourrait faire blêmir nos collègues européens ? Il faudrait déjà que nous soyons associés à de grands labos internationaux. Trop de scientifiques sont effrayés par la langue, car les Français sont des réfractaires à l'apprentissage des langues étrangères. Pourtant la maitrise des langues fait partie des bases essentielles de la communication scientifique. La dynamique infernale des grandes structures où les chercheurs se pelotonnent frileusement derrière leur paillasse ou optent pour faire de l'enseignement massivement est aussi un frein qui nuit aux progrès et au temps de pratique du travail de labo. C'est vrai que les heures supplémentaires rapportent gros et évitent de prendre des risques dans des recherches hasardeuses. Mais quel bonheur lorsqu'un chercheur reçoit une invitation à aller poursuivre ses recherches de thèse à Zurich ou à Yale. Les pieds quittent le sol et le jeune futur prix Nobel vole vers la connaissance absolue et la gloire…enfin cela arrive.

RÉFÉRENCES

Balibar, Sebastien, Chercheur au quotidien, Ed Raconter la vie, 2014

Joly, Pierre, La recherche Médicale, Guide, Cherche midi,, 2019

Lesourne, Jacques, La recherche et l'innovation en France, Futuris, 2009

Latour, Bruno, Le métier de chercheur. Institut national de la recherche agronomique, 2001

Maris, Bernard, Les sept péchés capitaux des Universitaires. Ed. Albin Michel, 1985.

Math, François, Neurosciences Cliniques, Ed. De Boeck, 2018

Math, François, Comprendre la violence des enfants, l'apport des Neurosciences, Ed. Dunod, 2015

Livre Blanc de la recherche Médicale Française (FRM)

Livre blanc sur la prévention d'Alzheimer, FRM, 2017

Photothérapie dynamique contre le cancer, FRM, 2005

Pierce, Richard Mills, Medical Research and Education, Ed. Nabu Press, 2010.

ANNEXES

(À ne lire qu'en cas de besoin sérieux d'informations)

ANNEXES 1
LES STRUCTURES DE RECHERCHE :
Les chercheurs, les Techniciens et les Laboratoires

Les personnels de recherche se rangent dans deux catégories administratives : les Chercheurs (Ingénieurs de recherche et Docteurs) et les IATOSS (Ingénieurs, Administratifs, Techniciens, Ouvriers de Service et de Santé). En gros dans la recherche publique on compte 200000 personnes en recherche dont 100000 sont classés chercheurs, 80000 sont IATOSS ou équivalents et 20000 sont temporairement affectés à la recherche. Géographiquement, la plus grosse concentration en personnel de recherche se situe à Paris et sur sa couronne.

À titre indicatif il y a plus de 2500000 chercheurs dans le monde dont près de la moitié est aux USA.

Les IATOSS (les ITARF du CNRS), sont les trois mousquetaires de l'administration (à cause d'Athos, de Porthos et d'Aramis) : À comme Administratifs, T comme techniciens et OS comme ouvriers de service et S comme personnel de santé. Et comme les trois mousquetaires étaient quatre, ils ont leur d'Artagnan, les I, comme Ingénieurs, qui sont chargés de coordonner les travaux des ATOSS. Comme les mousquetaires, les IATOS sont les collaborateurs indispensables de la seconde catégorie de chercheurs. Ils sont tellement nécessaires que l'administration de recherche fixe un quota de 1 IATOS pour 2 à 2,5 chercheurs de rang A (docteurs par exemple) pour définir le recrutement de ce type de personnel. Ce remarquable décompte rarement appliqué ou applicable donne des distributions farfelues. Au CNRS ou à l'INSERM il y a autant de chercheurs que de techniciens. En Université, les techniciens sont plus rares et certains petits labos n'ont qu'un quart ou un demi-technicien. Le technicien animalier chargé de s'occuper de l'élevage des animaux et le technicien biologiste qui fait des analyses bactériologiques pointues se retrouvent souvent distribués sur plusieurs chercheurs qui se les disputent. Ils sont de plus en plus rares et chers, meubles précieux des anciens mandarins ou des quelques-uns qui subsistent encore. On trouve selon l'influence des maîtres, des labos avec un IATOS par chargé de recherche, ou quand les luttes inter labos ont écrasé un des chefs de labo, ils se retrouvent avec 1 IATOS pour 10 chercheurs ou même moins. Ce sont des mousquetaires, car conscients de leur cherté, de leur rareté, de leur nécessité, leurs velléités revendicatives sont à craindre comme les colères des Gascons de Dumas. Les possibilités d'évolutions actuelles leur permettent de changer de catégories ou d'obtenir des mutations qui déstabilisent les équipes, surtout quand on découvre le 1er juillet que le technicien indispensable à l'achèvement du projet de recherche vient d'obtenir un poste d'assistant ingénieur et part, vous laissant un projet en plan…

L'autre catégorie de personnel de recherche, ce sont les chercheurs proprement dits, essentiellement des Docteurs (des gens qui ont soutenu une thèse, un mémoire de recherche, donc comprenant aussi des Ingénieurs d'étude et des Ingénieurs de recherche) ou des étrangers ayant un titre équivalent ou des travaux scientifiques remarquables. Dans cette catégorie cohabitent des niveaux très divers qui se jalousent volontiers, ou sont en perpétuelle compétition de promotion. Il faut dire que là se trouvent les quelques centaines des milliers de bac + 8, au moins, qui espèrent se hisser vers le firmament et se retrouver dans la dizaine de milliers de chercheurs classés "savants" ou "profs".

Dans le vivarium des chercheurs, on trouve pêle-mêle :

- Des reliquats d'assistants, très rares. Il en restait 971 en 2005. Leur carrière est restée figée, car ils ont cessé toute activité de recherche. Ils sont en fait plus ou moins remplacés par des Attachés temporaires de recherche et d'Enseignement (ATER), nommés pour 1 à 3 ans maximum. Ceux-là sont des thésards finissant ou juste après thèse.

- Des Moniteurs, qui subissent une formation privilégiée les destinant à devenir des Maîtres de Conférence.

- Des Maîtres de Conférences (les MCU, que l'on nommaient, à mes débuts les "crocodiles" parce qu'ils avaient des dents acérées). Il y en a 35000 à ce jour (sur environ 90000 enseignants dans le supérieur). À la fois enseignants et chercheurs, ou enseignants et cliniciens (MCU praticiens des hôpitaux); parfois plus de l'un et moins de l'autre selon les équipes, selon le patron, selon leur personnalité. Un détail, la féminisation de la fonction : peut-on dire « maîtresse de Conférence ». Pour certains cela choque ; mais à l'EHESS, la pratique de la féminisation a été acceptée. Tandis qu'à Paris-Sorbonne, les femmes souhaitent être appelées Maîtres de Conférence.

Certains Maîtres de Conférences, rares, passeront le concours pour

- Devenir Chargés de recherche, qui ne font que de la recherche dans les grands organismes (CNRS, INSERM, INRA, etc.)

- Des Directeurs de recherche (DR) qui sont des chargés de recherches montés en grade.

- Des Professeurs des Universités (PR ou PU; 18800 en 2009 dont 4000 en médecine et 7000 en sciences) qui proviennent soit du corps des MCU, soit des DR. Ceux là aussi font de l'enseignement, de la recherche et/ou de la clinique s'ils sont PU-PH (praticiens hospitaliers). Ils dirigent les équipes de recherche, coordonnent les travaux et programmes de recherche, font partie des instances gouvernantes de l'Université.

Ces chercheurs peuvent intégrer le « must » de la recherche, c'est-à-dire l'Institut Universitaire de France. Ce n'est pas un bâtiment, mais une organisation regroupant les meilleurs chercheurs « seniors » et « juniors » désignés par chaque université. Les membres de l'IUF continuent de travailler dans leur labo d'origine tout en recevant des crédits supplémentaires.

Les deux premières catégories d'enseignants-chercheurs (ATER, moniteurs) représentent des jeunes chercheurs qui sont en incubation. Ce sont les candides du métier, ils croient encore à l'idéal du chercheur et ils ont rarement eu à connaître les arcanes de l'administration de la recherche. Ceux-là vont candidater soit sur un concours permettant de devenir un Maître de Conférences (MCU), et ils sont nombreux à faire la queue (30 à 60 pour un poste selon les disciplines), soit sur un concours de Chargé de Recherche (CR) dans un des grands organismes de recherche (CNRS, INSERM, INRA). Là, il y a plus de postes, mais les critères de sélections sont très exigeants sur le versant savoir-faire-recherche. C'est-à-dire qu'il faut déjà avoir la côte en recherche, avoir plein de publications, avoir passé un an dans une université prestigieuse.

L'évaluation pré-concours est faite par des membres élus parmi nous dans ce que nous appelons le Comité National des Universités (CNU). Ceux d'entre nous qui en font partie savent quelle galère cela représente, de dossiers de jeunes chercheurs à éplucher, de coups de téléphones à donner ou à recevoir pour avoir un œil bienveillant sur certains dossiers…

Pour beaucoup de candidats, la carrière s'arrêtera au niveau des maîtres de conférences ou, strictement équivalent du point de vue salarial, au niveau chargé de recherche. Cette limitation de carrière est volontaire pour un grand nombre. Il y a plus de tranquillité d'esprit dans la recherche à ce niveau que dans le niveau suivant de Directeur de recherche. Les différences de salaires entre un MCU ou un CR en milieu de carrière et un directeur de recherche débutant sont extrêmement minces voir nulles; la motivation à se taper des ennuis et des responsabilités lourdes est donc très mince. En outre, pour encadrer de jeunes chercheurs ou des doctorants, ce qui évite l'encroûtement intellectuel du chercheur, un chargé de recherche ou un maître de conférence peut soutenir une mini-thèse lui donnant la position d'habilité à diriger des recherches" (HDR). L'HDR est également indispensable pour candidater au niveau supérieur.

La position de Directeur de recherche et de Professeur des Universités est l'étape suivante, mais pas ultime. Le concours est peu recherché, car on trouve une moyenne de 1 à 5 candidats pour un poste de Professeur. Est-ce parce qu'il est difficile ? J'ai plus souffert pour l'oral du concours de Directeur de recherche que pour celui de Prof. Pourquoi ? Parce que pour devenir Prof on présente ses projets de recherches devant ses pairs de rang au moins égal. Donc on parle de choses que l'on connaît bien, en ignorant toute la multitude des à-côtés de la recherche qui agacent et qui empoisonnent la vie de tous les jours et qui font se demander pourquoi on a rêvé, puis souhaité, puis accepté ce poste. La présentation de candidature pour devenir Directeur de Recherche INSERM a lieu devant un jury composé de 20 personnes de tous niveaux, de toutes catégories. Il n'y a plus de brillantes diatribes sur la faisabilité scientifique, mais il faut parler de la gestion des ressources humaines, de promotion des aides techniques, de distributions des tâches des ingénieurs, devant les représentants syndicaux, entre autres. Là, j'ai compris pourquoi il y avait si peu de candidats. Ces gens n'étaient pas là pour choisir un chercheur, mais un patron, ou pire un gestionnaire. J'ai dû cultiver cette différence au fil des années.

Un patron de labo est à des années-lumière du savant qu'imagine le public. Il a pu être un brillant scientifique, un meneur de cerveau. Aujourd'hui on demande au savant de gérer une boutique de recherche. Son travail est de valoriser et de vendre les découvertes de ses collaborateurs. Une partie de son temps passera à entendre les doléances des personnels, à chercher des moyens pour donner du travail à tous les membres de son équipe, à remplir des paperasses. Bref! Il gère une PME et il doit pourtant continuer à veiller sur l'évolution des recherches de son domaine, être présent partout, assister aux réunions plus ou moins utiles, mais c'est toujours celle qu'il loupe qui aura été déterminante pour l'avenir de son équipe. Finalement il est à la fois directeur du marketing, chef des ventes ou chargé de communication.

Et tout cela, il ne l'a jamais appris et il doit l'improviser sur le tas.

Notez que pour satisfaire les MCU et les CR et moins les frustrer dans leur carrière, les deux classes (deuxième et première) ont été fusionnées. Il n'en a pas été de même pour les Profs et les DR. Il y a toujours deux catégories, les deuxièmes classes, dont les salaires sont pratiquement les mêmes que les MCU-DR milieu-fin de carrière, et les premières classes qui font un petit bond de quelques centaines d'euros au-dessus de leurs collègues de deuxième classe. Pour passer de l'une à l'autre des classes, il faut être connu de tous les membres des commissions, avoir de grosses ou énormes responsabilités diverses ; c'est la méritocratie pour beaucoup, cela relève de négociations de couloir pour d'autres. Les "grands patrons", souvent des Directeurs de grosses équipes de recherche, ou des présidents d'universités, peuvent prétendre à la classe exceptionnelle (moins de 1/100). Là c'est le titre de "grand savant", un peu comme celui de "grand mamamouchi" de Molière. Cela ne donne pas plus de prérogatives, ni moins, un tout petit peu plus de salaire, mais le glorieux prince de la recherche se retrouve ainsi tout en haut de la pyramide.

C'est vrai qu'en recherche, il y a plus de gloire à gagner que d'argent à se faire!

J'ajouterai que la plupart des laboratoires de recherche publique font cohabiter des chercheurs venus d'horizons, de formations, de cultures différentes. Cette hétérogénéité croît avec la taille de la structure.

Au fait quelles sont les structures de base? La recherche est possible dans tout le contexte universitaire, mais pour bénéficier d'un certain label de qualité et disposer d'un peu d'argent pour fonctionner, il faut une "reconnaissance" délivrée par des comités nationaux d'évaluation de la recherche.

Ainsi le plus petit élément de recherche reconnu est l'Équipe d'Accueil (EA). Cet élément est constitué d'une poignée de chercheurs (2 à 10) qui sont censés travailler sur un seul et même thème étroit. Leur budget, presque dérisoire, est donné par le ministère de la Recherche, mais ces équipes sont "labellisées", et c'est déjà un pas vers la notoriété.

Il existe ce que l'on appelle des "laboratoires propres" du CNRS ou de l'INSERM ou de l'INRA ou d'autres grands organismes de recherche, qui sont des labos dans lesquels ne travaillent que du personnel CNRS, INSERM ou INRA. Il existe aussi des instituts (comme Pasteur-Mérieux), des fondations, bref divers petits ou gros laboratoires dispersés en France et en Europe, mais en fait le plus gros volume de personnel de recherche se trouve dans les bâtiments des universités.

La crème de la recherche, la concentration de l'élite du savoir, se trouve dans les Unités mixtes de recherche (UMR) qui ont des tailles variées et des compositions diverses. Une petite UMR peut ne comporter que 10 membres CNRS ou INSERM ou INRA et Université ou bien ressembler à une usine avec 200 ou 300 personnels chercheurs et techniciens. Dans une UMR, il y a généralement plusieurs thèmes de recherches ou des moyens techniques différents affectés à un grand thème de travail. Dans ces équipes on trouve une grande variété de gens de toutes origines et on y rencontre souvent des chercheurs étrangers de sorte que toutes les langues peuvent être parlées dans de telles équipes. Ajoutez encore sur la liste des structures les Instituts Fédératifs de Recherche (IFR) qui regroupent des structures de recherches diverses (Université, CNRS, INSERM, INRA, CEA, etc), y compris des cliniciens, médecins et pharmaciens, autour de grands axes de recherches dans les domaines de la biologie-santé. Ces structures multidisciplinaires autorisent ainsi l'acquisition d'équipements lourds de recherche (cyclotron, pet-scan, etc.). Elles sont aussi appelées les Pôles de Compétitivité.

ANNEXE 2

Quelques termes du langage d'informaticien sélectionnés parmi d'autres, parce que je les ai découvert récemment.

Mots	Définition
Antémémoire:	Vous croyez que c'est la mémoire ancienne, comme dans l'amnésie rétrograde. Non, c'est de la mémoire rapide.
Anticrénelage:	Technique d'élimination des créneaux, comme dans les châteaux forts. En fait lissage
Baie de brassage	Cela ne se mange pas. C'est gros coffret contenant des connexions réseau
Bit	Ne sert pas à amarrer l'ordinateur ; c'est la représentation de l'information par un symbole à deux valeurs.
Boot	Pas besoin de chausse-pied. C'est un processus de mise en service d'un ordinateur
Bogue	Rien à voir avec une châtaigne, même si cela pique un peu…la curiosité ; c'est un défaut de conception entraînant un mauvais fonctionnement du système.
Bus	Rien à voir avec les transports en commun; c'est un dispositif non bouclé…assurant le transfert d'informations ou autrement dit l'ensemble des lignes qui relient les composants d'un ordinateur.

Clicher	Vous croyez que c'est votre photo, non! C'est en gros le copier-coller appliqué à une partie de la mémoire.
Grappe	Gourmands! cela n'est pas comestible, c'est l'ensemble des appareils rattachés à un même ordinateur
Heuristique	C'est comme ésotérique, mais c'est une méthode de résolution des problèmes.
Hub	Rien de grossier, c'est un dispositif qui centralise des lignes de réseau de communication
Logiciel contributif	C'est un logiciel qu'on ne paye que si on s'en sert…
Ludiciel	Logiciel ludique
Manche à balai	À ne pas utiliser pour faire les méninges, c'est le "joystick" des joueurs sur écran.
Mappe	Représentation destinée à faciliter l'accès aux données
Micromisation	Remplacement de gros systèmes par des petits
Morphage	Transformation d'une image en une autre par traitement informatique
Neurone formel	Dispositif d'entrée-sortie qui pense à votre place
Octet	Ce sont les huit termes binaires (0 ou 1) qui représentent un caractère. Si vous ne le savez pas, c'est que vous ne lisez pas les publicités pour les ordinateurs. On parle de kO, MO, GO (pour kilo-octets, méga-Octets, giga-Octets). En anglais cela devient byte, que vous confondrez avec bit, comme moi.
Pixel	Dans une image, c'est le plus petit élément de présentation (un point en quelque sorte)

Progiciel	Condensation de programme et de logiciel
Routeur	Matériel permettant de diriger les messages vers la bonne route (le destinataire)
Slot	Espace réservé à l'insertion d'une carte sur l'unité centrale de l'ordinateur
Spoule	C'est mode d'exploitation complexe qui fait l'œuf!
Tableur	Logiciel de création de tableaux
TCP/IP	Transmission Control Protocol…Bref c'est l'identification de votre ordinateur personnel sur le réseau

ANNEXE 3

La Charte des Thèses (ou cDt)

Pourquoi parler de cela dans un ouvrage plutôt satyrique et pas très sérieux. Parce que si les savants ne sont pas toujours très sérieux, la gestion de l'avenir d'un étudiant qui accepte délibérément de sacrifier 3 ans de sa belle jeunesse à la recherche est, à mon avis, quelque chose de TRÈS SÉRIEUX.

Alors, lecteur pas concerné, laissez tomber.

Mais, vous, les directeurs de thèse, si vous ignorez la cDt, lisez les quelques lignes qui suivent, et ne les oubliez jamais.

Mise en service en 1998, (abrogée en 2016) cette charte est établie par chaque université, mais on y retrouve les points essentiels ci-dessous.

Ceci n'est que le Modèle de charte proposé par le Ministère de l'Éducation Nationale de la Recherche et de la Technologie.

La préparation d'une thèse repose sur l'accord librement conclu entre le doctorant et le directeur de thèse. Cet accord, porte sur le choix du sujet et sur les conditions de travail nécessaires à l'avancement de la recherche. Directeur de thèse et doctorant ont donc des droits et des devoirs respectifs d'un haut niveau d'exigence.

Cette charte définit ces engagements réciproques en rappelant la déontologie inspirant les dispositions réglementaires en vigueur et les pratiques déjà expérimentées dans le respect de la diversité des disciplines et des établissements. Son but est la garantie d'une haute qualité scientifique.

L'établissement s'engage à agir pour que les principes qu'elle fixe soient respectés lors de la préparation des thèses en cotutelle

Le doctorant, au moment de son inscription, signe avec le directeur de thèse, celui du laboratoire d'accueil et celui de l'école doctorale, lorsqu'elle existe, le texte de la présente charte, précisé et complété par l'établissement, dans le respect des principes définis ci-dessous, ce qui permet à ce dernier d'affirmer sa politique propre en matière de formation doctorale.

1- LA THÈSE, ÉTAPE D'UN PROJET PERSONNEL ET PROFESSIONNEL

La préparation d'une thèse scientifique ou médicale doit s'inscrire dans le cadre d'un projet personnel et professionnel clairement défini dans ses buts comme dans ses exigences.

Elle implique la clarté des objectifs poursuivis et des moyens mis en œuvre, pour les atteindre.

Le candidat doit recevoir une information sur les débouchés académiques et extra-académiques dans son domaine. Les statistiques nationales sur le devenir des jeunes docteurs et les informations sur le devenir professionnel des docteurs formés dans son laboratoire d'accueil lui sont communiquées par l'école doctorale lorsqu'elle existe, son directeur de thèse et les services de la scolarité de son établissement d'inscription. L'insertion professionnelle souhaitée par le doctorant doit être précisée le plus tôt possible. Afin de permettre que l'information sur les débouchés soit fournie aux futurs doctorants du laboratoire, tout docteur doit informer son directeur de thèse, ainsi que le responsable de l'école doctorale, lorsqu'elle existe, ou de la formation doctorale, de son avenir professionnel pendant une période de quatre ans après l'obtention de la thèse.

L'objectif d'un directeur de thèse ou d'un responsable d'école doctorale doit être d'obtenir un financement pour le plus grand nombre de doctorants sans activité professionnelle. Le futur directeur de thèse et le responsable de l'école informent le candidat des ressources éventuelles pour la préparation de sa thèse (allocation ministérielle de recherche, bourse régionale, bourse industrielle, bourse associative).

Les moyens à mettre en œuvre pour faciliter l'insertion professionnelle reposent aussi sur la clarté des engagements du doctorant. S'il est inscrit dans une école doctorale, le doctorant doit se conformer à son règlement et notamment suivre les enseignements, conférences et séminaires. Afin d'élargir son champ de compétence scientifique, des formations complémentaires seront suggérées par le directeur de thèse. Ces formations, qui font l'objet d'une attestation du directeur de l'école doctorale, élargissent l'horizon disciplinaire et facilitent sa future insertion professionnelle. Parallèlement, il incombe au doctorant, en s'appuyant sur l'école doctorale lorsqu'elle existe et sur l'établissement, de se préoccuper de cette insertion en prenant contact avec d'éventuels futurs employeurs (laboratoires, universités, entreprises, en France ou à l'étranger). Cette stratégie pourra inclure la participation aux journées doctorales.

Selon les disciplines et les laboratoires, cet éventail de formations complémentaires peut utilement inclure un séjour en entreprise de quelques semaines.

2 — SUJET ET FAISABILITÉ DE LA THÈSE

L'inscription en thèse précise le sujet et l'unité d'accueil.

Le sujet de thèse conduit à la réalisation d'un travail à la fois original et formateur, dont la faisabilité s'inscrit dans le délai prévu. Le choix du sujet de thèse repose sur l'accord entre le doctorant et le directeur de thèse, formalisé au moment de l'inscription. Le directeur de thèse, sollicité en raison d'une maîtrise reconnue du champ de recherche concerné, doit aider le doctorant à dégager le caractère novateur dans le contexte scientifique et s'assurer de son actualité ;il doit également s'assurer que le doctorant fait preuve d'esprit d'innovation.

Le directeur de thèse doit définir et rassembler les moyens à mettre en œuvre pour permettre la réalisation du travail. À cet effet, le doctorant est pleinement intégré dans son unité ou laboratoire d'accueil, où il a accès aux mêmes facilités que les chercheurs titulaires pour accomplir son travail de recherche (équipements, moyens, notamment informatiques, documentation, possibilité d'assister aux séminaires et conférences et de présenter son travail dans des réunions scientifiques, qu'il s'agisse de " Congrès des Doctorants " ou de réunions plus larges). Enfin, pour leur part, les membres de l'équipe qui accueillent le doctorant doivent exiger de ce dernier le respect d'un certain nombre de règles relatives à la vie collective qu'eux-mêmes partagent et à la déontologie scientifique. Le doctorant ne saurait pallier les insuffisances de l'encadrement technique du laboratoire et se voir confier des tâches extérieures à l'avancement de sa thèse.

Le doctorant, quant à lui, s'engage sur un temps et un rythme de travail. Il a vis-à-vis de son directeur de thèse un devoir d'information quant aux difficultés rencontrées et à l'avancement de sa thèse. Il doit faire preuve d'initiative dans la conduite de sa recherche.

3 — ENCADREMENT ET SUIVI DE LA THÈSE

Le futur doctorant doit être informé du nombre de thèses en cours qui sont dirigées par le directeur qu'il pressent. En effet, un directeur de thèse ne peut encadrer efficacement, en parallèle, qu'un nombre très limité de doctorants, s'il veut pouvoir suivre leur travail avec toute l'attention nécessaire. Le doctorant a droit à un encadrement personnel de la part de son directeur de thèse, qui s'engage à lui consacrer une part significative de son temps. Il est nécessaire que le principe de rencontres régulières et fréquentes soit arrêté lors de l'accord initial.

Le doctorant s'engage à remettre à son directeur autant de notes d'étape qu'en requiert son sujet et à présenter ses travaux dans les séminaires du laboratoire. Le directeur de thèse s'engage à suivre régulièrement la progression du travail et à débattre des orientations nouvelles qu'il pourrait prendre au vu des résultats déjà acquis. Il a le devoir d'informer le doctorant des appréciations positives ou des objections et des critiques que son travail pourrait susciter, notamment lors de la soutenance.

Le directeur de thèse, en accord avec le doctorant, propose, en concertation avec le doctorant, au chef d'établissement par l'intermédiaire du responsable de l'école ou de la formation doctorale, la composition du jury de soutenance dans le respect des règles propres à l'établissement, ainsi que la date de soutenance. Ces jurys doivent comporter au moins un tiers de personnes extérieures à l'établissement, et il est souhaitable qu'ils ne dépassent pas six membres au total. Ceux-ci sont choisis selon leur compétence scientifique; leurs membres chercheurs ou enseignants-chercheurs ne doivent pas avoir pris une part active à la recherche du candidat, en dehors du (des) directeur (s) de thèse.

4 — DUREE DE LA THESE

Une thèse est une étape dans un processus de recherche. Celle-ci doit respecter les échéances prévues, conformément à l'esprit des études doctorales et à l'intérêt du doctorant.

La durée de référence de préparation d'une thèse est de trois ans. À la fin de la seconde année, l'échéance prévisible de soutenance devra être débattue, au vu de l'avancement du travail de recherche. Des prolongations peuvent être accordées, à titre dérogatoire sur demande motivée du doctorant, après avis du directeur de thèse. Cet accord ne signifie pas poursuite automatique du financement dont aurait bénéficié le doctorant. La possibilité d'aides peut être explorée, notamment pour les doctorants rencontrant des difficultés sociales. Les prolongations doivent conserver un caractère exceptionnel. Elles sont proposées au chef d'établissement sur avis du directeur de l'école doctorale, lorsqu'elle existe, après un entretien entre le doctorant et le directeur de thèse.

Elles interviennent dans des situations particulières ; notamment, travail salarié, enseignement à temps plein, spécificité de la recherche inhérente à certaines disciplines, prise de risque particulier. Elles ne sauraient en aucun cas modifier substantiellement la nature et l'intensité du travail de recherche tel qu'ils ont été définis initialement d'un commun accord.

Dans tous les cas, la préparation de la thèse implique un renouvellement annuel de l'inscription du doctorant dans son établissement.

Pour se conformer à la durée prévue, le doctorant et le directeur de thèse doivent respecter leurs engagements relatifs au temps de travail nécessaire. Les manquements répétés à ces engagements font l'objet entre le doctorant et le directeur de thèse d'un constat commun qui conduit à une procédure de médiation.

5 — PUBLICATION ET VALORISATION DE LA THÈSE

La qualité et l'impact de la thèse peuvent se mesurer à travers les publications ou les brevets et rapports industriels qui seront tirés du travail, qu'il s'agisse de la thèse elle-même ou d'articles réalisés pendant ou après la préparation du manuscrit. Le doctorant doit apparaître parmi les coauteurs.

6 — PROCÉDURES DE MÉDIATION

En cas de conflit persistant entre le doctorant et le directeur de thèse ou celui du laboratoire, il peut être fait appel par chacun des signataires de cette charte à un médiateur qui, sans dessaisir quiconque de ses responsabilités, écoute les parties, propose une solution et la fait accepter par tous en vue de l'achèvement de la thèse. La mission du médiateur implique son impartialité ; il peut être choisi parmi les membres du comité de direction de l'équipe d'accueil ou de l'école doctorale lorsqu'elle existe, et en dehors de l'établissement.

En cas d'échec de la médiation locale, le doctorant ou l'un des autres signataires de cette charte peut demander au chef d'établissement la nomination par le conseil scientifique d'un médiateur extérieur à l'établissement. Un dernier recours peut enfin être déposé auprès du chef d'établissement.

L'auteur

Né en 1943 à Cannes (la ville des Oscars, mais pas celle des prix Nobel).

Concours général de philo en 1962, puis reçu premier au concours d'entrée à l'Institut du Professorat d'Enseignement Secondaire (IPES, aujourd'hui disparu) en 1963. Licencié en sciences en 1966 (la maîtrise n'existait pas), puis Diplômé d'étude supérieure en 1967, Diplômé d'études approfondies (DEA biologie générale, juste créé en 1967 puis DEA de Biologie Humaine en 1970) et CAPES la même année.

Entrée à l'Université comme Assistant-Attaché à la Faculté de Médecine en 1967.

C'est là que le déclic de la recherche m'a claqué.

C'étaient les premières recherches sur la vie dans l'espace. J'ai contribué à la préparation technique des recherches sur le fonctionnement du cerveau de quelques-uns des descendants du rat "Hector" (le premier habitant de l'espace en 1961), sous la direction du Médecin Général Grandpierrre, du Professeur Pierre Arnould et de son équipe. C'est à ce moment, à côté de ces précurseurs, que j'ai côtoyé des grands noms de la recherche. C'est aussi à ce moment que j'ai démarré des études de médecine à Nancy. Mais mon cursus médical s'achèvera à la Pitié Salpêtrière en 1974 dans le prestigieux service de Physiologie du professeur Scherrer et à l'Institut Marey avec le professeur Fessard, qui étaient tous les deux des pionniers des neurosciences. Je pus ainsi soutenir en 1974, une thèse de médecine : « Exploration Stéréotaxique de l'Étage sous Thalamique chez les Parkinsoniens. »(Dir. Professeur R.Verley). Je fus co-responsable d'une équipe CNRS à Nancy, co-directeur de la structure Européenne Chémoréception Organisation (ECRO), basée à Lyon. J'ai enseigné pendant deux ans à l'ENS, puis je fus ensuite nommé Professeur des Universités en 1988, affecté à Besançon où je pris la direction d'une équipe de recherche CNRS (URA 364), puis mixte INSERM-CNRS travaillant sur les troubles génétiques du développement cérébral.

Après quelques séjours aux USA entre 1992 et 1994, j'ai été admis comme "Invited Professor" dans le service de "Neurosurgery" de la Yale School of Medecine (CT-USA) en 1995 et itérativement jusqu'à 1998 pour assurer des conférences en neurologie.

En 2000, retour à l'université Henri Poincaré de Nancy où j'exerçais deux fonctions : Directeur de la cellule d'information et d'Orientation, avec comme corollaire la responsabilité de la structure d'aide à l'insertion Professionnelle des Docteurs d'Université (ABG). La seconde fonction fut la structuration d'une équipe de recherche clinique en Neurosciences (Structure mixte : Inserm-Université-Laboratoire pharmaceutique privé au sein du service de Neurologie du CHRU de Nancy.

Jusqu'à ce jour, j'ai enseigné la Physiologie, la Neurophysiologie et les perturbations du fonctionnement du cerveau à des milliers d'étudiants en sciences, en médecine ou en psychologie. Aujourd'hui, avec des neurologues, nous avons mis au point une méthodologie de diagnostic précoce des anomalies sensorielles liées à diverses altérations du fonctionnement du cerveau en utilisant des reconnaissances d'odeurs standards.

En ce qui concerne ma production scientifique, j'ai signé environ 60 articles dans des revues de bons à très bons niveaux telles les revues « Brain Research ; Neurosciences Letters ; etc..

En outre, j'ai écrit une version française de "Physiologie Animale" signée par feu le Professeur Eckert, éditée par De Boeck en 2001, un ouvrage de « Physiologie Humaine », publié en 2005 chez Pearson Éducation, puis un livre « Neurosciences Cliniques » chez

De Boeck Université en 2007 ; « Comprendre la Violence des enfants » 2014, Edition Dunod-Hachette, et encore « La Lecture, une activité qui prend la tête » et « L'audition » tous les deux aux Editions ExAequo, en 2017 et j'ai également publié quatre romans :

- La Lumière Noire de la Moineaudière, Ed G. Louis, 2013
- La Juive et le Bolchevik. Ed Des Paraiges, 2014
- Le roman d'un guérisseur, Ed Ex æquo, 2016
- Le guérisseur s'en va en guerre, Ed ExAequo, 2017.

Et 3 essais aux presses Universitaires.

Enfin j'ai co-signé plusieurs brevets :

-1999, « Conception d'une sonde tungstène pour la détection des anticorps in-situ en clinique. Résumé dans Biosensors Bioelectronics ».

En 2000, nos recherches sur les cellules progénitrices, importantes dans la croissance cérébrale et la réparation cérébrale (Biology of the cells, 1999 ; Genes and Development, 2000) ont conduit à l'isolement de deux pro-oncogènes responsables du développement du cerveau et de l'intestin. La thésarde qui a travaillé sous ma direction, devenue maintenant Professeure des Universités, est à l'origine de cette découverte. Elle a donné un second nom à ces gênes Atoh1 et Atoh2 et elle les a nommé Math1 et Math2, ce qui est flatteur d'être apparenté à des gènes responsables de cancers. Le dernier brevet, accepté en 2006, est une méthodologie d'exploration de la douleur faciale en relation avec mes recherches pharmaceutiques cliniques privées.

Hors université, j'ai eu diverses responsabilités, dont celle de Président de l'Association Artistique des Médecins de Lorraine (ARAMIS), car il m'arrive de sculpter la pierre, de créer des vitraux d'art et de dessiner. J'ai également été président de la délégation lorraine de l'Association Bernard Gregory (de 2000 à 2005) qui œuvre pour aider les jeunes docteurs dans la recherche d'emploi. J'ai été membre du bureau de l'association des Professeurs Emérites de Lorraine. J'ai été membre de l'Association des Écrivains Lorrains (ADILL). Enfin, j'ai la responsabilité d'un atelier de sculpture accueillant 6 artistes au sein de l'Association Amicale de Villers Centre.

Table des matières

Structures éditoriales du groupe L'Harmattan

L'Harmattan Italie
Via degli Artisti, 15
10124 Torino
harmattan.italia@gmail.com

L'Harmattan Hongrie
Kossuth l. u. 14-16.
1053 Budapest
harmattan@harmattan.hu

L'Harmattan Sénégal
10 VDN en face Mermoz
BP 45034 Dakar-Fann
senharmattan@gmail.com

L'Harmattan Cameroun
TSINGA/FECAFOOT
BP 11486 Yaoundé
inkoukam@gmail.com

L'Harmattan Burkina Faso
Achille Somé – tengnule@hotmail.fr

L'Harmattan Guinée
Almamya, rue KA 028 OKB Agency
BP 3470 Conakry
harmattanguinee@yahoo.fr

L'Harmattan RDC
185, avenue Nyangwe
Commune de Lingwala – Kinshasa
matangilamusadila@yahoo.fr

L'Harmattan Congo
67, boulevard Denis-Sassou-N'Guesso
BP 2874 Brazzaville
harmattan.congo@yahoo.fr

L'Harmattan Mali
ACI 2000 - Immeuble Mgr Jean Marie Cisse
Bureau 10
BP 145 Bamako-Mali
mali@harmattan.fr

L'Harmattan Togo
Djidjole – Lomé
Maison Amela
face EPP BATOME
ddamela@aol.com

L'Harmattan Côte d'Ivoire
Résidence Karl – Cité des Arts
Abidjan-Cocody
03 BP 1588 Abidjan
espace_harmattan.ci@hotmail.fr

Nos librairies en France

Librairie internationale
16, rue des Écoles
75005 Paris
librairie.internationale@harmattan.fr
01 40 46 79 11
www.librairieharmattan.com

Librairie des savoirs
21, rue des Écoles
75005 Paris
librairie.sh@harmattan.fr
01 46 34 13 71
www.librairieharmattansh.com

Librairie Le Lucernaire
53, rue Notre-Dame-des-Champs
75006 Paris
librairie@lucernaire.fr
01 42 22 67 13

www.ingramcontent.com/pod-product-compliance
Lightning Source LLC
LaVergne TN
LVHW011010061026
849535LV00006B/1807
* 9 7 8 2 3 4 3 2 3 1 3 4 1 *